Carmen Saraiva

10 Encontros do Coração

A Dor e o Sofrimento pela Ótica de uma Profissional da Saúde

Vermelho Marinho

Editor-chefe:
Tomaz Adour

Revisão:
Equipe Vermelho Marinho

Editoração Eletrônica:
Equipe Vermelho Marinho

Diagramação e Capa:
Marcelo Amado

Foto de capa: https://pixabay.com

Consultoria de Escrita Central de Escritores:
Rose Lira, João de Almeida Neto e Esther Lira.

Texto revisado segundo o novo Acordo Ortográfico da Língua Portuguesa.

S583e Saraiva, Carmen
10 encontros do coração: a dor e o sofrimento pela ótica de uma profissional da saúde / Carmen Saraiva.
Rio de Janeiro: Vermelho Marinho, 2018.
136 p. 14 x 21cm
ISBN: 978-85-8265-112-4
1. Medicina. 2. Relações Humanas. 3. Título.
CDD 610

VERMELHO MARINHO
EDITORA VERMELHO MARINHO USINA DE LETRAS LTDA
Rio de Janeiro – Departamento Editorial:
Avenida Gilka Machado, 315 – bloco 2 – casa 6
Recreio dos Bandeirantes – Rio de Janeiro – RJ
CEP: 22795-570
www.editoravermelhomarinho.com.br

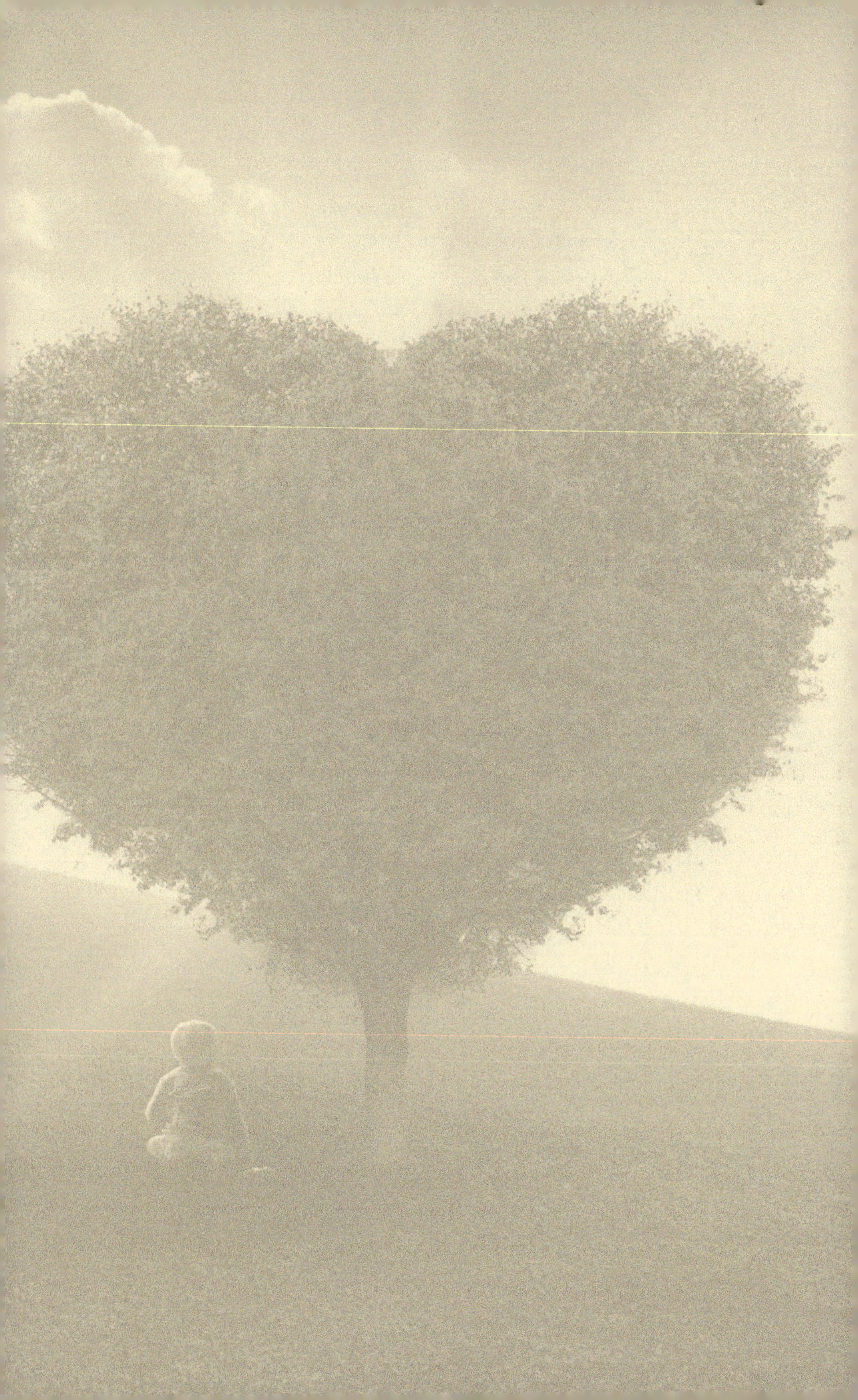

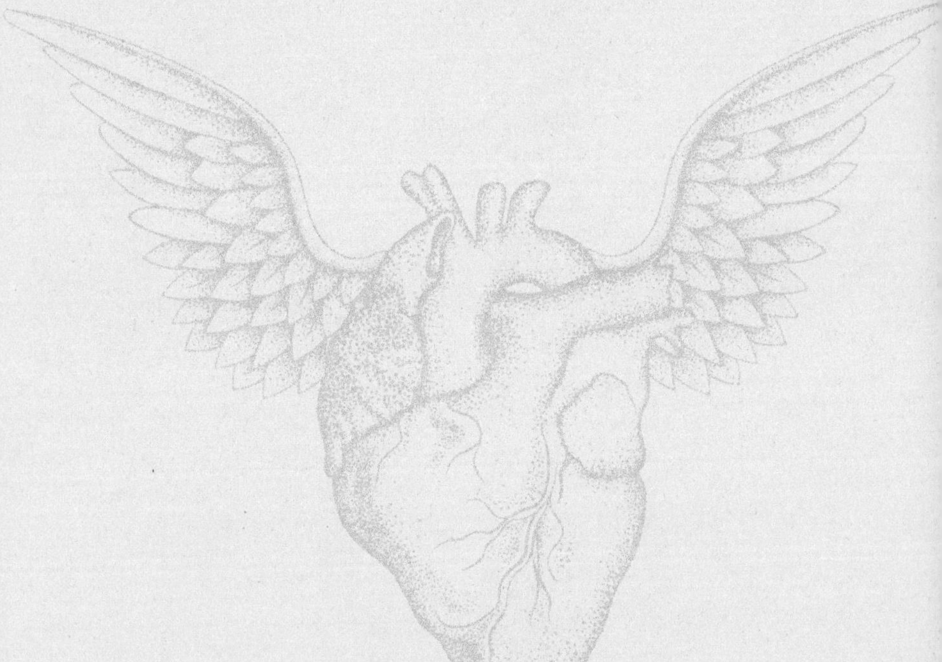

Dedicatória

Às Pessoas (In Memoriam) que marcaram o meu coração pelo amor e vínculos vivenciados ao longo da minha história. Elas deixaram saudades e me ensinaram a desmistificar o significado da morte e o valor da dor. São elas: Meu pai Luiz, minha querida mãe Osmarina, meu irmão Jorge e minha tia Osarina.

A toda minha família que continua ao meu lado me ajudando a ser uma pessoa melhor e que acreditou no meu sonho de escrever e publicar um livro.

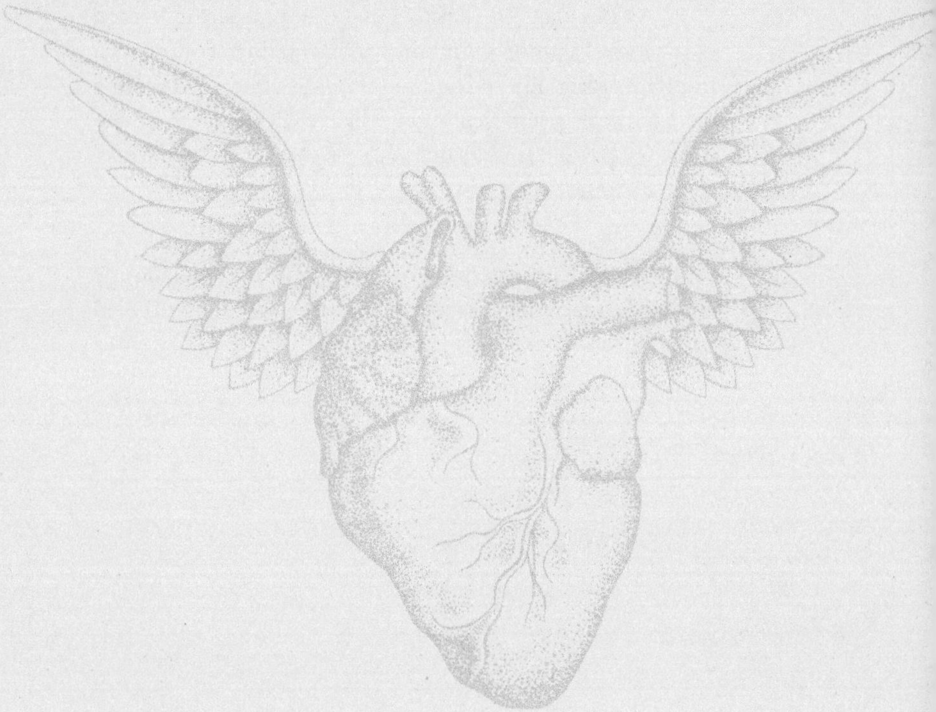

Agradecimentos

Gratidão profunda é o sentimento que brota a partir dos Encontros do Meu Coração, que palpita de contentamento ao ler a minha história escrita, enriquecida e ressignificada. Tenho certeza que estou sendo transformada nessa viagem através do túnel do tempo da minha própria vida e no reencontro dos personagens que nunca foram esquecidos...

AGRADEÇO em primeiro lugar a Deus que me deu vida e me inspirou a escrever esse livro.

AGRADEÇO ao Wilson, meu marido, que me incentivou durante todo o processo. Aos filhos, Fabrício, Gabriel e Cristiane, que estão aprendendo a aceitar a ideia da "mãe escritora".

AGRADEÇO à Rose Lira que, ao me convidar para participar da Oficina de Escrita Terapêutica, fez renascer em mim o sonho de ser autora, e juntamente com o João Neto me ajudou de forma brilhante na execução dessa obra, através da Central de Escritores.

AGRADEÇO à Jéssica Coelho que contribuiu na digitação dos textos, já que escrevi todo o meu livro no celular.

AGRADEÇO à Roswitha Massambani que aceitou fazer o prefácio desse livro.

AGRADEÇO a todos, amigos que me incentivaram e aos que responderam à pesquisa que lhes enviei.

AGRADEÇO a alguns personagens que chegaram a mim de forma casual e com as suas histórias enriqueceram o conteúdo deste livro. Sou grata a vocês, pessoas que permitiram que suas vidas fossem partilhadas com meus leitores.

Sumário

Prefácio 11

Apresentação 13

Houve um Tempo... 14

PARTE 1:

EM CADA ENCONTRO, UMA FORMA DE OLHAR!

Primeiro Encontro: Senhora Dor e Senhor Morte 18

Segundo Encontro: O Sr. Medo 23

Terceiro Encontro: O Sr. Estigma 29

Quarto Encontro: A Dona Impossibilidade 39

Quinto Encontro: Quando dizemos "Bem-vindo Sr. Morte!" 45

Carta de Punho 52

PARTE 2:

EM CADA ENCONTRO, UM APRENDIZADO PARA CONTAR!

Sexto Encontro: Senhor Morte, Quero lhe Entender desde o Início 56

Sétimo Encontro: Senhor Morte, Quero lhe Entender até o Fim 69

Oitavo Encontro: Senhora Dor, Amiga ou Inimiga? 82

Nono Encontro: Uma História de Dor Emocional 95

Décimo Encontro: Uma História de Dores 107

Poesia de Punho 119

Há um tempo... 123

Participantes da Enquete 130

Bibliografia 132

Apresentação da Autora e Seus Contatos 133

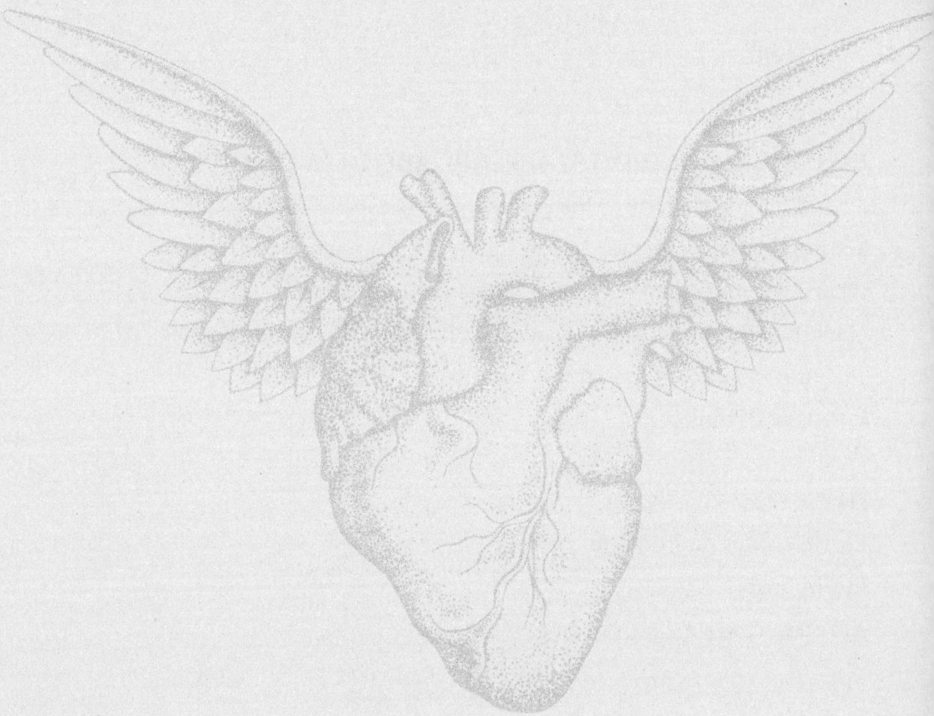

Prefácio

Senhora Dor, Senhor Morte e seu filho Sofrimento frequentam a sala da vida da humanidade, da minha e da sua casa. Nunca como convidados. Eles furtivamente entram e roubam a paz, a serenidade e a alegria. Geralmente aparecem nas horas mais inapropriadas da vida, mas algumas vezes também de forma bem previsível. Mesmo assim, não são bem-vindos.

Neste livro, a Carmen tira o seu "super jaleco" de médica e reparte com vulnerabilidade suas próprias perdas, seus medos e seus pensamentos. Ela aborda temas difíceis como o suicídio, o aborto, o estigma com muita humildade, ela não traz uma resposta simplista, nos leva a pensar sobre o seu pensar. Ela o faz com empatia e alma de poeta. Por isto o seu texto, que poderia ser pesado, se torna leve, embora traga sua perspectiva como profissional na área de saúde muito bem fundamentada. Vale a pena também ouvir suas inquietações sobre a relação médico-paciente.

Em cada capítulo um Encontro na sala da vida é abordado, uma história é contada, reflexões são compartilhadas, poesia é feita e perguntas nos são deixadas. Em cada Encontro uma forma de olhar e um aprendizado para contar. Com maestria ela costura a dor física com a dor da alma e nos leva para uma reflexão mais profunda sobre a vida a partir da morte. Não é um texto triste! É um texto que faz o leitor pensar e ressignificar suas próprias histórias, suas próprias perdas e dores. E, acima de tudo, valorizar a VIDA. Para que a vida possa ser plenamente vivida e em paz com seus convidados inesperados, mas inevitáveis.

Convido você a entrar na sala da vida da Carmen, conversar com ela e, quem sabe, se você ouvir atentamente, além da voz dela, irá também ouvir a voz do Senhor Vida. Este sim é um convidado de todas as horas da sala dela, e pode ser na sua também! O Senhor Vida quer ajudar quando a Senhora Dor, o Senhor Morte e seu filho Sofrimento baterem na porta. Você não precisa recebê-los sozinho.

Leia este livro com os olhos, mas leia também com o coração. Pause quando o texto lhe tocar, não tenha pressa. Encontre um lugar de silêncio ao seu redor e dentro de si mesmo!

Christiane Roswitha Werner Massambani

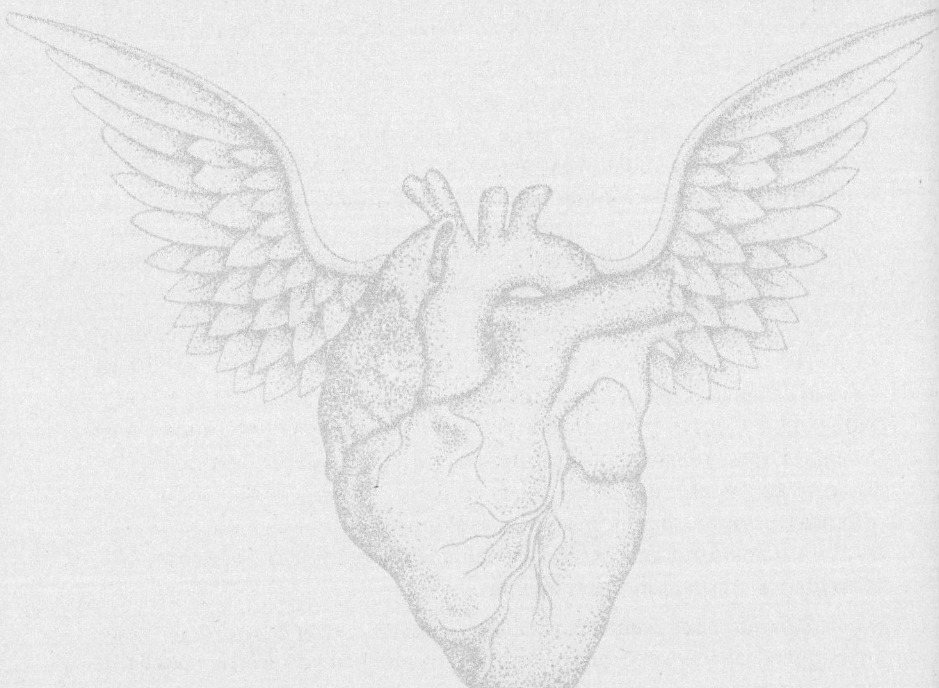

Apresentação

O livro DEZ *ENCONTROS DO CORAÇÃO,* A Dor e o Sofrimento pela Ótica de uma Profissional da Saúde, pretende mostrar o meu olhar, como pessoa e como médica, diante de histórias de pessoas marcadas por traumas emocionais e das atitudes vividas em meio a fatos dolorosos e morte.

De forma transversal insiro momentos de devaneios e poesia, que surgem ao meditar no sofrimento, meu e de outras pessoas, como que procurando explicar o inexplicável. E deixo sempre questões para que cada um possa refletir a sós ou em grupo. Em cada história, tento estimular a busca por tesouros escondidos naquela situação difícil, sabendo que a resiliência surge quando encaramos o problema de frente, evitando reagir com medo ou fuga.

A primeira parte, "Em cada encontro uma forma de olhar", aborda cinco encontros que vivenciei com a perda e quase perda de pessoas próximas e muito queridas. Encontros estes que me fizeram olhar a vida de outra maneira e aprender a tomar decisões mesmo que por vezes inconscientes.

A segunda parte, "Em cada encontro, um aprendizado para contar", coloco a Dor e a Morte no divã do coração através de cinco encontros, em busca de compreensão, entendimento, aproximação e identificação. Um reflexo do sofrimento que sai de mim em busca de outras histórias fora de mim, ampliando assim uma questão por demais complexa.

Contar minha história de transformação e superação, revelando nas entrelinhas a graça de Deus na minha vida, sem perder de vista as limitações, os questionamentos, conflitos e medos próprios do ser humano, é um traço desafiante da minha escrita. O desumano e a transcendência que surgem em meio à minha humanidade, diante da perplexidade ocasionada pela dor e sofrimento, com aspectos relevantes sobre a condição humana pela explicação da Medicina de forma clara e acessível.

Carmen Saraiva.

Houve um tempo...

...em que eu vivia no "piloto automático", estressada, irritada, sem apreciar direito as coisas boas da vida. Quando pausei diante de Deus e de mim mesma, comecei a me avaliar, descobrir realmente quem sou, e assim mudar de atitude. Desacelerei e passei a cultivar a gratidão e a vulnerabilidade, penso que me tornei uma pessoa melhor: alegre e descontraída.

O valor de se conhecer melhor e ressignificar os momentos marcantes, olhando de forma positiva as circunstâncias, buscando o enfrentamento e superação, é incalculável, é vida e poesia, é o jeito que escolhi de sentir e ressentir.

Meu primeiro olhar

Quando eu assisti ao filme: "A Menina que roubava livros"[1], achei interessante a fala da "Morte" como se fosse uma pessoa. Talvez, fosse mais fácil avaliá-la dessa forma, como gente. Ela, então, seria menos assustadora para mim. E me identifiquei com a personagem Lisa, quando ela fala, "Para mim, tudo que aprendi é que a vida não faz promessas. Então, é melhor começar logo... tudo começou com o trem, a neve e a morte do meu irmão...". E o que me chamou atenção no filme foi a Morte falando:

> "Fato simples, você vai morrer, ninguém vive para sempre. Desculpe ser desmancha prazer, meu conselho é que quando chegar a hora, não se apavore, simplesmente não ajuda. Algum dia, você irá me conhecer, não antes da hora, claro. Tenho como política evitar os vivos... Em raríssimas situações eu não consigo evitar, eu fico interessado [...] Eu já vi inúmeras coisas, presenciei as piores desgraças do mundo e trabalhei para os piores vilões. Vi também grandes maravilhas, mas tudo ainda é do jeito que mencionei, 'ninguém' vive para sempre [...] Quando finalmente fui levar Lisa, tive um prazer egoísta por saber que ela vivera 90 anos de forma sábia! No meu trabalho sempre encontro os seres humanos no que eles têm de melhor e de pior, vejo sua feiura e a sua beleza, e me pergunto como uma mesma coisa pode ser as duas [...] Em seus últimos pensamentos ela viu a longa lista de vidas que se misturaram a dela. Ela foi uma das poucas almas que me fez imaginar como seria viver! No final, não ouvi palavras, apenas paz. A única verdade que eu sei é que sou assombrada pelos humanos."

[1] *A menina que roubava livros* é um drama do escritor australiano Markus Zusak, publicado em 2005 pela editora Picador. No Brasil e em Portugal, foi lançado pela Intrínseca e a Presença, respectivamente. O livro é sobre Liesel Meminger, uma garota que encontra a Morte três vezes durante 1939–43 na Alemanha nazista.

Pensando sobre esse assunto, cheguei à conclusão que a vida é uma longa caminhada e que no início nem temos consciência de quem somos. Tudo começa com duas células que se juntam e se multiplicam, se tornam embrião, e depois de nove meses, nasce uma criança, porém ainda sem identidade, totalmente ligada à mãe. A tomada de consciência é um processo que varia de pessoa para pessoa. Há uma singularidade no processo de amadurecimento, formação do caráter e personalidade; em relação a ser superficial ou profundo; ter autocrítica ou não; capacidade de se colocar no lugar do outro; ser responsável e por aí vai. Muitas variações influenciam nessa caminhada: o legado genético, comportamento da família, principalmente dos pais, fatos marcantes, tanto positivos como negativos, resiliência, enfim, a inteligência emocional em formação.

A minha vida pode ser boa ou ruim e isso depende muito da minha atitude diante das circunstâncias e dos relacionamentos que perpassam a minha trajetória. É minha a escolha de ter uma vida plena, consciente das dificuldades, como também é minha a decisão de acreditar, ter um olhar positivo e confiante. Se escolher bem, certamente estarei mais propensa em ser uma pessoa vitoriosa e realizada.

Eu vivia sonhando e buscando algo que me trouxesse significado e valor. Aos 32 anos conheci o Deus que se fez homem e veio ao meu encontro me amando do jeito que eu sou, acredito que seja um sonho comum à quase todas as pessoas, ser amada como se é. A partir desse novo conhecimento, passei a ver a vida com olhar de esperança, fé e amor. Um encontro que mudou meu olhar!

Hoje, entendo que a minha vida é uma caminhada de volta para o início e no fechamento desse ciclo, o mais importante é apreciar a vida, a cada passo que dou, contente, hoje e sempre, com o Autor da Vida. E como a vida é feita de encontros, sejam com amigos ou inimigos, vou narrar alguns encontros que fizeram diferença em minha vida...

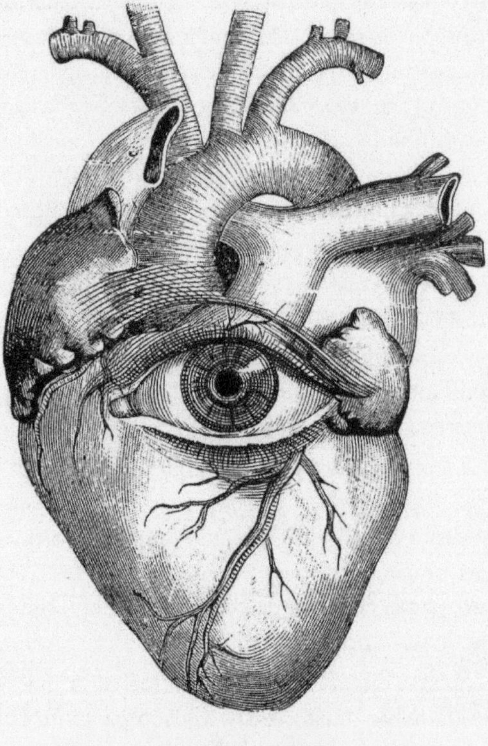

PARTE 1

EM CADA ENCONTRO, UMA FORMA DE OLHAR!

As diferentes formas de olhar
aprendidas com a dor e o sofrimento.

"Quando não compreendemos a dor, ela nos dilacera; quando entendemos seus fins, ela nos aperfeiçoa."

Provérbio Chinês

PRIMEIRO ENCONTRO: SENHORA DOR E SENHOR MORTE

"De vez em quando a eternidade sai do teu interior e a contingência substitui-a com o seu pânico. São os amigos e conhecidos que vão desaparecendo e deixam um vazio irrespirável. Não é a sua 'falta' que falta, é o desmentido de que tu não morres."

Vergílio Ferreira

Ainda era uma criança, quase adolescente, com 11 anos e meu irmão mais novo com sete anos. Gostávamos de brincar de circo, simulando os filmes que assistíamos. Levávamos uma vida tranquila. Foi então que meu pai ficou adoentado, ficava deitado no quarto e não queria ir ao médico, por fim ele teve que ir com a minha mãe e ficou logo internado.

Continuei indo à escola e, quando chegava em casa, percebia que havia algo muito sério acontecendo... ouvi minha mãe dizendo que o papai precisaria realizar uma cirurgia. O ambiente estava pesado, tinha uma tristeza nos envolvendo como uma sombra. Eu não sabia, mas era "ele" nos rondando...

Não lembro bem se demorou três, quatro dias, ou uma semana, foi tudo tão rápido. Minha mãe chegou chorando, contando tudo que aconteceu. Meu pai estava com o abdome agudo por obstrução intestinal, demorou a ser operado e não resistiu...

O senhor Morte se apresentou de mãos dadas com a senhora Dor, que horror! Tudo mudou, a Dor nos envolveu, junto à movimentação dos preparativos para o velório, que naquela época foi feito na sala da nossa casa, e depois... o enterro.

Eu estudava em uma escola perto de casa e lembro da minha professora de português, que foi ao velório e lá me abraçou, recordo de algumas colegas... aquela sala cheia de pessoas, ora chorando, rezando terço ou conversando.

Participei de tudo, olhando aquele caixão no meio da sala, meu pai nos braços do senhor Morte, ferindo meu coração, envolvido pela senhora Dor. Meu irmãozinho com os olhos assustados, que sentimentos o marcavam, além da senhora Dor?

Na hora que levaram o nosso pai, meu irmão jogou na rua aqueles castiçais com as velas, num gesto de tristeza e revolta. Interessante, nunca perguntei a ele como se sentiu naquele dia. Talvez por ter medo da resposta, não sei bem.

Minha família era grande, papai, mamãe e seis filhos. Éramos unidos, mas conversávamos pouco. O senhor Morte trouxe o luto, durante um ano usávamos roupa preta. Mamãe odiava isso.

No cemitério, após a missa, a caminhada até o jazigo onde o senhor Morte levou meu pai, teve muito choro e abraços dos amigos queridos. Uma semana depois, as visitas diminuíram, a "ficha caiu" e a senhora Dor trouxe com ela um grande vazio no interior de todos nós.

Os dias se arrastavam, e a Dor da saudade só aumentava. Em casa, tudo mudou; mamãe, que trabalhava como professora, teve que também fazer costuras para manter a família. Meus irmãos mais velhos precisaram começar a trabalhar, e um deles viajou para Brasília, para fazer o vestibular. Quebra de elos, separações, caminhos diferentes, cada vida uma estrada...

A senhora Dor nos acompanhava, nos ensinando o valor do amor de uma mãe guerreira, que teve sua vida transformada de forma tão ligeira, sozinha, tendo que resolver tantas coisas que ela antes não conhecia. Com o desafio de manter a família unida, confiando inteiramente em Deus.

Pensando com o Coração **Morte, Dor e Eu**

Senhor Morte, o inimigo incansável, rondando a vida de cada um de nós, não desiste, sabe esperar... um dia ele nos leva. E aí o que fica para trás, temos que juntar os pedaços, é algo terrível, mas infelizmente é assim, nós estamos caminhando em direção a ele. Não existe nenhuma maneira de fugir dele, por mais que tentemos, ele está lá, esperando o momento de fazer o nosso fôlego parar. Porém, acima do senhor Morte, eu encontrei... Encontrei aquele que o venceu, e ao terceiro dia ressuscitou, trazendo vida e vida em abundância. Eu encontrei a Vida no Encontro com o senhor Morte.

A Dor Vira Esperança

Agora, vou recontar minha história. Eu ainda era uma adolescente-criança, a minha vida era maravilhosa! Minhas brincadeiras eram inocentes com bonecas, jogos e "pega-pega"... gostava de estudar, e era alegre. Eu não sabia nada do que me aguardava, curtia a vida com simplicidade e leveza.

A primeira vez que eu tive contato com o senhor Morte, não entendi, desmoronou tudo, a alegria se foi naquele momento de velório, aquela cena, eu nunca esqueci. Após uma semana, surgiu um vazio no meu interior, juntei os pedaços do que sobrou. A senhora Dor me fazia companhia, havia uma sensação de "nó na garganta" e uma tristeza sufocante. Eu descobri uma maneira de vencer a senhora Dor, ou maquiá-la, e fazer com que ela se transformasse em um sonho.

Que sonho?

O senhor Morte levou meu pai de uma maneira drástica, talvez irresponsável, por negligência médica, quem sabe, pois sua cirurgia foi procrastinada. Por isso ficou a questão: terá sido culpa do médico ou do sistema de saúde? Então, eu decidi que ia lutar contra o senhor Morte. Decidi ser médica, e tentar vencê-lo, destruí-lo!!! Que luta desigual!

Eu fui atrás desse sonho de salvar vidas, curar dores físicas ou emocionais daqueles que estão sofrendo, que estão sem rumo, buscando algo melhor. Eu agora faço parte desse ideal, sou alguém que traz a mensagem de esperança e consolo, se possível prescrevo cura ou amenizo dores, procurando sempre agir com empatia e carinho.

Eu quis seguir esse rumo, daí, caminhei nessa direção e aconteceu. Hoje sou médica. Aquele primeiro encontro tão triste e doloroso com o senhor Morte, me motivou positivamente, tive força de transformar a senhora Dor em esperança e perseverança. Que legal! A Dor se tornou Esperança, que virou Sonho e por fim, se transformou em Realidade (Realização).

Questões residuais

Por que é tão difícil encarar o senhor Morte? Por que é tão difícil olhar de frente para aquilo que é inevitável? Se sabemos que o senhor Morte, mais cedo ou mais tarde, vai ao nosso encontro, por que fugimos? Em um piscar de olhos, ele nos destrói, o fôlego se esvai e, quando a gente menos espera, a vida se foi! Quem determina o momento exato desse encontro? Será que terei medo ou estarei em paz? O que posso fazer para melhor lidar com esse assunto?

PAPAI, TE PERDI TÃO CEDO

21/04/2017

Pai, lembro tão pouco...

Minha irmã me lembrou que
No teu trabalho, o senhor viajava,
Mas quando estava em casa
Tu sentavas na calçada e
Nós subíamos nas tuas pernas
Que tu as movias como balanço,
Brincadeira de criança que nos
Aproximava de ti, que aconchego!
Lembro que o senhor gostava
De jogar baralho e xadrez.
E muitas vezes nos levava
Para as festas no Clube do América.

Pai, eu lembro...
Pai, te perdi tão cedo...
Te conheci tão pouco...
Quando tu partiu, me doeu fundo.
Mas, eu achava, enganada,
Que não tinha sido marcada
Pela tua perda precoce!
Um dia descobri uma mágoa
Que manchava meu coração.
Eu vivia mal humorada,
Explodia sem razão!

Pai, eu sinto…

Então, eu entendi o porquê ...
Eu não sabia, não percebia
Que estava magoada com Deus!!!
Como assim? Que loucura!
Por que Deus levou meu pai tão cedo?
Ele tem suas razões.
Me arrependi, pedi perdão
Por responsabilizá-lo sem razão.
E hoje eu posso me reconciliar
Comigo mesma e com o Pai.

Pai, não foi fácil…

Cultivar a gratidão e comunhão
Que me traz paz e contentamento,
É a minha essência...
Eu amo meu pai que se foi
E adoro Deus Pai que me ama
Pai, És possível!

SEGUNDO ENCONTRO: O SR. MEDO

"O homem não tem poder sobre nada enquanto tem medo da morte. E quem não tem medo da morte possui tudo."

Liev Tolstoi (Guerra e Paz)

Bem, o tempo passou, eu já era médica, fazia residência de clínica médica no mesmo hospital em que meu pai se encontrou com o senhor Morte... e este inimigo voltou a rondar minha família, minha tia adoeceu, e eu a levei para se consultar com um de meus colegas.

Ela teve que fazer uma cirurgia no mesmo hospital. Eu estava lá, já grávida do meu primeiro filho. E quando abriram o seu abdome, fizeram um raio-x, e o cirurgião falou: "câncer de vias biliares"... Oh! Medo!

– Que é isso? – perguntei.

– Vou contar para a família – ele falou.

– Não, não conta, é doloroso demais... – respondi.

Na minha inexperiência, achava que era para esconder, negar aquilo que era tão terrível, mas era real. A senhora Dor estava lá acompanhada do senhor Medo, e o médico fez o que tinha que ser feito. Ele contou para os meus primos. E ficamos aguardando o resultado da biópsia, a resposta final.

Já estava perto do Natal. Puxa! Que dias difíceis, eu chorava escondida... partilhei com meu marido, só ele sabia o resultado daquela biópsia. Ninguém perguntava, não queriam saber, fugiam daquela resposta, devido ao Medo e à Dor que estavam se aproximando, ou melhor, já envolviam a cada um.

Mas tínhamos que encarar a verdade, chegou a hora de dizer: "Infelizmente é câncer, prognóstico ruim, cinco a seis meses de vida, quem sabe!?" E os dias passaram, o sofrimento era muito grande, a Dor nos envolvia com muita intensidade, minha tia querida, irmã da minha mãe, que eu amava muito, ficou lá em casa, e víamos a Dor e o Medo estampados na sua face, os olhos amarelos (icterícia), o abdome crescendo (ascite), e o resto do corpo emagrecendo, definhando, ela não conseguia comer. No seu olhar havia perguntas que a boca não conseguia falar. Que triste! A doença que não tem cura, o câncer que destrói por dentro, está acompanhado de tanta Dor. É difícil relembrar tudo isso, mas é libertador. Por que é libertador?

Quando lembro dos fatos marcantes da minha vida, reavalio a minha dor. Reorganizo minhas lembranças e deixo para trás sentimentos negativos e presos ao passado, que podem ser fardos desnecessários. Enfrento meus medos e/ou angústias inconscientes, ou mesmo conscientes, que dificultam minha caminhada. Eu cresço com essa experiência de relembrar circunstâncias que me machucaram e ressignificar minha história de forma mais madura. Libertador, pela sensação de "página virada", "assunto encerrado e resolvido" e aceitação do que não pode ser mudado. Com foco e meu coração voltado para aquilo que posso mudar.

Pensando com o Coração — Medo, Quem É Você?

Gostaria de saber de onde nasceu o medo, o que de fato significa medo? Quando penso no medo, me vem a imagem de um quarto escuro que ao menor ruído faz meus cabelos arrepiarem. Então percebo que o senhor Medo se aproxima de mim como uma fumaça que embaça a minha visão e sinto um aperto no coração, a incerteza do próximo minuto... O que vai acontecer? Meus pensamentos aceleram como uma roda girando sem sair do lugar, meu coração dispara, as mãos esfriam, o movimento respiratório fica descontrolado, me sinto tonta, quase desmaio. O que é isso? Parece que é pânico! Mas existe outro medo, sorrateiro, que vem chegando lentamente como uma sombra que me envolve. O medo do desconhecido, da dor de uma doença grave ou até mesmo da morte. Como vencer esse medo? Encolhendo-me, fugindo? Medo que paralisa e apavora! Já não me assusta mais, vou te enfrentar de algum jeito, não quero viver assim, sufocada, angustiada, aprisionada em pensamentos confusos e apavorantes. Tenho que ser racional, não ser dirigida pelas emoções da antecipação. Ser livre, dar um passo de cada vez com coragem e firmeza, aceitando o inevitável, sendo satisfeita com o que tenho hoje, sem expectativas fantasiosas, irreais.

Decidir a partir da dor

O Medo Vencido com o Amor Dele

Agora vou remontar outro momento da minha história. Eu era uma jovem feliz e realizada, recém-formada em Medicina, fazia Residência Médica, curtindo a vida de recém-casada, estava gestante, que maravilha! Após dois anos de casada, quando decidi engravidar, demorei seis meses para conseguir, já estava preocupada com a possibilidade de ser estéril. Portanto o senhor Vida e a senhora Prazer eram os meus companheiros diários.

De repente aconteceu essa surpresa desagradável, minha tia adoeceu e eu solicitei seus exames. O fígado não estava funcionando bem, transaminases aumentadas, o ultrassom mostrou cálculo biliar, precisava de um cirurgião. Foi marcada a cirurgia...

No centro cirúrgico percebi a sombra do senhor Medo me encobrindo, tensão, o coração pulsando forte, que angústia! Uma forte possibilidade de câncer me assombrou. A longa espera pelo resultado da biópsia que a família se esquivava em saber o resultado. O senhor Medo e a senhora Dor me perseguiam o tempo todo. Me senti sozinha e cansada ao levar esse fardo da verdade não revelada, mas algo de bom aconteceu, contei para meu amado e ele me apoiou e consolou. Disse palavras sábias e ficou do meu lado aliviando o peso que me abatia. Agradeço a Deus o amor vivenciado dentro do meu relacionamento conjugal. Reconheço a sabedoria que fala:

> "É melhor haver dois do que um, porque duas pessoas trabalhando juntas podem ganhar muito mais. Se uma delas cai, a outra a ajuda a se levantar. Mas, se alguém está sozinho e cai, fica em má situação porque não tem ninguém que o ajude a se levantar. [...] Uma corda de três cordões é difícil de arrebentar."[2]

[2] Eclesiastes 4:9

Um sentimento de gratidão se apossa de mim, admiração e afeto retornam para ele, meus olhos brilham de alegria e o meu coração se enche de paz. Aprendi a reconhecer que mesmo no meio da Dor e do Medo existem tesouros guardados que se revelam. E quando minha tia partiu, outra pérola foi encontrada, a união da família, os primos que cresceram juntos, nesse momento, todos ficaram ainda mais interligados.

O que aprendo com tudo isso?

Primeiro: Falar e encarar a verdade, por mais dura que ela seja, é sempre o melhor caminho. Omitir os fatos não traz paz nem afugenta a Dor ou o Medo. Ao contrário, o silêncio angustia e impede que se divida o fardo. O "elefante branco" nos apavora o tempo todo. E ainda tem mais um detalhe, quando falo aquilo que está me doendo, fico aliviada e adquiro forças para vencer a batalha. Contar com o apoio uns dos outros, é confiança e comunicação saudável. Grata a Deus pela família.

Segundo: Enfrentamento é a coragem em movimento. Vou dar um exemplo: Uma amiga estava em um sítio, onde havia muitas rãs e sapos. À noite, quando foi dormir no quarto com várias mulheres, esqueceu de tirar a sandália da sacola... acordou de madrugada e teve medo de calçar o tênis para ir ao banheiro, se apavorou, e agora? A luta entre a "bexiga cheia" e o senhor Medo, que fazer? Contou até dez, refletiu, até rezou, enfim, se preparou para não gritar se pisasse em alguma rã. Enfrentou o Medo, calçou o tênis, aliviou o seu corpo e também sua emoção negativa, que se transformou em vitória contra o senhor Medo! O enfrentamento começa vencendo pequenas batalhas, pouco a pouco "criando garra", fortalecendo a coragem.

Questões residuais

Por que me deixo ser enganada pelo senhor Medo? O que gera em mim tanto medo? Incertezas pelo amanhã? A ilusão de que a vida é "só flores", descontração e "maré mansa"? Quando saio desse "ideal", me espanto, "perco o chão" e me desespero? O que leva alguém a ter medo de animais? Fobia de barata ou aranha? Fatos guardados no inconsciente? Por que as pessoas têm medo de falar em público, e até mesmo ficar em ambientes fechados ou no meio da multidão? Fobias, medos, pavor! Como vencer essas fobias, ou qualquer outro medo? O que posso fazer a partir de hoje para identificar e melhor lidar com meus medos?

DES-POEMÁTICA

MEDO DA MORTE

29/11/1978

Medo... Morte...
Na partida de um ente querido,
A dor que nos flagela,
O sofrimento que nos atinge.
As lágrimas que nós vertemos,
O vazio que de nós se apossa...
É como um pedaço de nós mesmos,
Arrancado, afastado...
Que faz nós ficarmos tontos
Com a certeza da ausência,
Que aumenta nossa saudade!

Mas existe uma esperança,
Que vem da fé de cada um,
Da crença no Reencontro
Em uma Nova Vida
Que um dia teremos
Na Eternidade com Eles...
E haja Vida
E haja Deus.

TERCEIRO ENCONTRO: O SR. ESTIGMA

"Encontrar defeitos é fácil, mas fazer melhor pode ser difícil".

Plutarco

Uma pessoa que muito estudou e escreveu sobre estigma foi o sociólogo Erving Goffman. No seu livro ESTIGMA, lançado em 1963, ele diz o seguinte:

> "Os gregos [...] criaram o termo estigma para se referirem a sinais corporais com os quais se procurava evidenciar alguma coisa de extraordinário ou mau sobre o status moral de quem os apresentava". (P. 11)
>
> "Acreditamos que alguém[...] com um estigma não seja completamente humano" (p. 15)
>
> "Durante os contatos mistos é provável que o indivíduo estigmatizado sinta que está em exibição". (p. 24)
>
> Estigma: "tipo especial de relação entre atributo e estereótipo" (p. 13)
>
> "O indivíduo pode descobrir que se sente inseguro em relação à maneira como os normais o identificarão e o receberão" (p. 23).

Cito a obra de Goffman[3] pela contribuição e inovação na pesquisa etnográfica nos seus estudos socio-antropológicos.

O que significa Estigma hoje?

Estigma é uma palavra que insinua "menos valia", má reputação ou desonra.

---

[3] ERVING GOFFMAN, ESTIGMA, 1963, pags. 11, 15, 24, 13 e 25

Em sociologia, é estudado o estigma social, que se relaciona a indivíduos ou agrupamentos de pessoas semelhantes que vivem fora das normas tradicionais de uma cultura específica. Exemplo: negros, homossexuais, doentes mentais, etc.

Em 1922, o escritor americano Walter Lippmann criou o conceito de estereótipo. Devido à linha tênue de Estigma, Estereótipo e Preconceito, trago a definição desses conceitos:

Estereótipos são generalizações feitas por pessoas a respeito do jeito de ser ou o que caracteriza o outro, que as identificam.

Estereótipo significa marca, tatuagem, e pode ser observado em relação ao comportamento, vestimenta, cultura, etc.

Esses rótulos, quando usados de forma pejorativa, causam prejuízos semelhantes ao que ocorre com o preconceito, devido à impressão incutida, de forma repetida e automática, gerando discriminação. Isso é um comportamento castrador, retrógrado e sem sentido.

Preconceito é um julgamento, que se apresenta de forma antecipada e discriminatória, diante de convicções, sentimentos e pessoas de comportamentos diferentes. É um pensamento pré-concebido e não fundamentado com seriedade.

O preconceito surge de qualquer jeito, seja em pensamentos ou palavras. Exemplo: "loura burra", "magricela", "baleia"... Ocorre uma sensação de frustração através do preconceito que deseja mudar alguém. As pessoas mal tratadas, desprezadas, abusadas, feridas, sem voz ativa por serem podadas na sua história de vida, levam avante o ciclo de hostilidade: a pessoa agredida (vítima) se torna agressora dos mais fracos através do preconceito e discriminação.

Considero relevante falar sobre essas coisas que o senhor Estigma causa nas pessoas, ser marcado por algo que traz um estereótipo, rótulo que causa preconceito, espanto e afastamento. A marca que foi tatuada na vítima se torna carimbo para marcar o outro. É só olhar para uma criança que não aceita insultar o outro, e chora quando é marginalizada, iniciando a caminhada adoecida da estigmatização.

Que tal me colocar no lugar de uma pessoa marcada por sua história, sua cor, uma doença, ou até mesmo seu comportamento diferente? Isso a torna inferior? Ou talvez deixe de ser gente? Que triste!

E se fosse comigo, esse olhar crítico, que exclui e maltrata? Não será melhor exercitar a inclusão, a compaixão e o respeito? Viver em comunidade, aceitando as diferenças e dando a mão às pessoas que sofrem com essas discriminações? Afinal, todos nós somos imperfeitos e carentes de aceitação, valorização e bons relacionamentos. A rejeição acaba sendo um gatilho para o senhor Estigma aprisionar vidas, trazer dores, criar barreiras, gerar guerras, entre outros males. Que pena! Mas agora está chegando o senhor Estigma com toda sua crueldade, traz o ferro quente marcando a pele e a vida da gente...

O encontro com o Sr. Estigma veio através de uma doença muito conhecida chamada AIDS.

> "Os primeiros registros da doença sugiram entre 1977 e 1978 na África, Haiti, Estados Unidos, onde casos raros de pneumonia e câncer, principalmente, chamaram a atenção de médicos das cidades de Los Angeles e Nova Iorque. A denominação oficial da estranha enfermidade que causava a falência imunológica do organismo aconteceu somente em 1982, enquanto que a descoberta do vírus, propriamente, se deu em 1984."[4]

Meu primeiro contato com portadores dessa doença foi durante o meu internato, em 1984, quando a sociedade ainda estava aprendendo a lidar com ela. Havia muito medo e preconceito com relação a esta patologia, até mesmo dos médicos e pessoal do hospital.

Cuidar de um paciente com AIDS na época, ainda estudante, me despertava um misto de curiosidade e sensação de impotência, pois a sua progressão e seus efeitos ainda não eram bem conhecidos, além de causar muita dor, inclusive emocional, aos pacientes acometidos.

[4] Fonte: site aids.gov.br ; Fonte: HTTP://dicionariocriativo.com.br

O tempo passou e entre os anos de 1992 e 1993 tive uma experiência mais dolorosa com essa doença. Meu irmão Jorge, que morava em São Paulo, voltou para Fortaleza e pediu a minha ajuda para levá-lo ao médico. Estava emagrecendo rapidamente, apresentava um cisto que era muito doloroso. A senhora Dor o abraçava com o intuito de apresentá-lo ao Sr. Estigma.

Desta vez eu fiquei do outro lado da mesa de atendimento, como acompanhante do meu irmão. Tentava me enganar, pedindo a Deus que o diagnóstico tão temido não fosse verdade. Ah, como doía aquela angústia! Eu sofria muito vendo a dor no olhar do meu irmão, tão desprotegido. Como é difícil não ter o que dizer diante de um diagnóstico tão terrível. Meu irmão querido, sendo envolvido lentamente pela tríade: Dor, Medo e Estigma.

O que fazer? O que dizer nessas circunstâncias? Perdi o chão... as lágrimas caem ao lembrar de tudo aquilo.

A partir de então começou a "via crucis": ir a médicos, hospitais, enfrentar o preconceito, o "olhar atravessado", as internações... as visitas eram tão raras. O Sr. Estigma não permitia a entrada das pessoas, e isso só aumentava a dor dele.

Por quê? Por que as pessoas queridas fogem da realidade nestes momentos? Será pelo medo de não saber o que dizer, como agir diante de alguém com uma doença estigmatizada? Eu respeito e compreendo essa atitude, tudo que não entendemos completamente nos causa medo, mas também sei que a pessoa doente é a que está mais fragilizada, é a que precisa mais do contato dos seus queridos, dos seus próximos.

É verdade que algumas pessoas, quando adoecidas, não gostam de visitas, mas penso que essa atitude de isolamento só faz crescer o sofrimento. A solidão aumenta a angústia e o medo do senhor Morte.

Lembro de uma pessoa que cuidou do meu irmão com muito amor e sem preconceito, Guigui. Quem é Guigui? É uma pessoa que tem um coração sensível à dor alheia. Ela era jovem e trabalhava na casa da minha mãe quando o Jorge adoeceu e foi diagnosticado com AIDS. Ela cuidou dele com afeto e dedicação por quase dois anos. Ele emagrecia dia-a-dia e Guigui preparava sua alimentação com esmero, sempre que ele precisava, ela o atendia com presteza. Perguntei a ela quais seus sentimentos naquela época. Eis sua resposta:

"Gostava muito dele e queria aliviar a sua dor. Sempre que ele queria comer alguma coisa, eu preparava, mas ficava triste quando ele começava a comer e parava com enjoo, sem apetite. Teve um momento em que tive medo, uma vez ele havia voltado do hospital e sangrava e tive contato com seu sangue, fiquei muito apreensiva e corri para a pia e lavei as mãos rapidamente."

Ela presenciou muitos momentos de dores na vida do meu irmão e lembra com saudades da pessoa humana, amável, desprendida e brincalhona que ele era.

Guigui, você fez toda a diferença, obrigada! Você foi superior ao senhor Estigma.

Me lembro que eu não sabia muito o que dizer ao meu irmão naquele momento, mas tinha o desejo de me fazer presente. Então eu lia os textos bíblicos para ele todo dia. Tornei-me ainda mais íntima daquelas escrituras. Passava a manhã inteira lendo o evangelho e as cartas de João, um dos apóstolos de Jesus de Nazaré. João é chamado de apóstolo do Amor. O amor era palpável e envolvente nas mensagens escritas nesses livros e Jorge acabou conhecendo e se aproximando de Deus, apesar de todo sofrimento.

Nessa época, meu filho mais velho, Fabrício, estudava num colégio que ensinava versos bíblicos e certo dia ele se aproximou e me falou:

> "Jesus disse: — Não fiquem aflitos. Creiam em Deus e creiam também em mim. Na casa do meu Pai há muitos quartos, e eu vou preparar um lugar para vocês. Se não fosse assim, eu já lhes teria dito. E, depois que eu for e preparar um lugar para vocês, voltarei e os levarei comigo para que onde eu estiver vocês estejam também. E vocês conhecem o caminho para o lugar aonde eu vou" [5]

Nunca esqueci esse momento. Para mim, essas palavras pareciam Deus falando pela boca do meu filho, me alertando que o senhor Morte se aproximava, porém havia esperança de vida eterna, de um depois. Deus estava preparando um lugar para a chegada do seu filho amado, meu irmão.

Por fim aconteceu, o senhor Morte o levou e o entregou nos braços de Deus. Que saudade!

---

[5] João 14.1-4 NTLH.

Apesar dessa dor da perda do meu querido irmão, o fato de saber que ele está agora nos braços do Pai me traz conforto e, no íntimo, tenho certeza de que vou encontrá-lo na eternidade, em outra dimensão.

Pensando com o Coração Quem é você, Estigma?

Quem é você, Estigma, que me deixa marcada e isolada, querendo parecer que sou inferior aos outros? Você pode me tornar agressivo ou me fazer retraído. Isso dói como um ferimento aberto, que nunca cicatriza... Você é cruel e maldoso! Acho que ninguém gosta de você.

Pensando na minha história, quero lembrar os rótulos que você colocou em mim. Criança ainda, marcada pelo estrabismo, usava óculos (dos cinco aos 10 anos), que eu não gostava. E pior, que de nada servia, pois depois foi dito que meu diagnóstico era congênito e só poderia ser corrigido após uma cirurgia. Por causa desse estereótipo, tinha muitos apelidos: vovozinha, quatro olhos, velha, zarolha e por aí vai! Mas tive um apelido que eu gostava, "minha senhora", era o "jeito J." (meu irmão) de me tratar e eu recebia com carinho... e para retribuir eu o chamava "meu senhor".

Quando adolescente, muitos colegas me chamavam de baixinha, aliás, essa é uma característica familiar, confesso que me incomodava, mas consegui superar ao entender que sou assim porque meu código genético determinou. E se não posso mudar, melhor é me aceitar do jeitinho que sou. Então, descobri por mim mesma as vantagens de ser pequena e hoje essa "marca" já não incomoda mais. Entendi que sou uma pessoa amada por Deus e a minha "grande estatura" é invisível aos olhos do senhor Estigma. No meu íntimo sou feliz e satisfeita comigo mesma e isso é o que importa.

Só tem um jeito do Estigma ser erradicado, através do verbo amar. Amar é aceitar a si mesmo, é atitude que aproxima as pessoas de forma intencional, destruindo barreiras (que valorizam aparências físicas, comportamentos, discriminação racial, condição econômica ou social), enfim, criando pontes onde as diferenças são motivos de celebração e admiração. Será que é possível? Amor e perdão se unindo, destruindo o muro da inimizade?

Relembrando essa fase da minha vida, quero avaliar cada detalhe dos momentos tensos e cheios de dúvidas, o desconforto de lidar com a doença estereotipada era constrangedor.

Meus três irmãos mais velhos moravam fora. Eu acompanhava todas as consultas ao infectologista, o recebimento da medicação no hospital São José, o medo que as pessoas tinham de ser contaminadas, aquele cisto com fístula na região anal que sangrava e causava muita dor e sofrimento atroz.

Certo dia, na minha casa, durante um almoço em família, ele passou mal e teve uma hemorragia pela fístula; se angustiou terrivelmente. Foi um dos poucos momentos em que ele se revoltou, sentindo desespero, praguejou. Durante quase todo o tempo da sua doença ele se comportava com serenidade e resignação, eu me sentia frustrada, sem poder ajudá-lo...

Ele teve dois internamentos: no primeiro, minha irmã que morava em São Luís veio visitá-lo e demonstrou o seu amor e carinho. Eu e meu irmão mais novo morávamos em Fortaleza e dávamos toda assistência que ele precisava. No segundo internamento, ele já estava bastante debilitado e o meu outro irmão, que morava em São Paulo, veio passar uma semana com ele no hospital.

Na verdade, ele recebia poucas visitas e isso o magoava muito, e eu perguntava qual o motivo, seria preconceito? Descaso ou falta de tempo? Dificuldade de encarar uma pessoa querida com doença grave? Desculpa meu desabafo, quero apenas ressignificar meus sentimentos. Mas lembro que já houve reparação e liberação de perdão aos que não se fizeram tão próximos. Cada pessoa tem as suas lutas e fraquezas, não tenho intenção de criticar ou julgar ninguém... Eu mesma falhei tantas vezes! Peço a Deus que me perdoe e me aperfeiçoe.

O que aprendi com tudo isso? Que na hora da dor é preciso viver e estar presente de alguma forma no momento que se chama agora. Porque o amanhã é incerto. Para isso os laços familiares são importantes e devem ser reforçados. O caminhar mais uma milha, apesar de ser sacrificado, é de um valor impagável e inestimável.

Fico tranquila e em paz por ter ficado do lado dele o tempo todo, prestando toda assistência que estava dentro das minhas possibilidades. Eu pude amá-lo com desprendimento, enfrentando todos os meus medos, buscando apoiá-lo até o último momento. O amor traz sentido à Vida.

Então, decido que a partir de agora vou me aproximar mais dos meus irmãos, na medida do possível, aumentar o entrelaçado das nossas vidas, vou parar de ter expectativas irreais, aceitar o jeito de agir e sentir de cada um. Afinal, algo muito forte nos interliga, família Saraiva, temperamento apaixonado, impulsivo e até explosivo, mas que tem um lado bom, sensível e emotivo, perdão rápido, alegria que vira gargalhada e afeto mútuo. Amo todos! Viver família é agora e não amanhã.

Vou começar fazendo a minha parte.

Para finalizar, um pensamento de Abraham Lincoln: *"Antes de começar a criticar os defeitos dos outros, enumere ao menos dez dos teus"*.

Questões residuais

A sociedade categoriza as pessoas e impõe atributos a elas de maneira a formatação de padrões comuns e normais para todos. Mas, que necessidade é essa de padronizar atitudes para justificar minha vontade? E quando essas expectativas não se concretizam, qual a minha atitude? Vou discriminar o outro? Inferiorizar ou agredir as pessoas diferentes? Afinal, o que é normal? O comum e uniforme? Ou será que a diversidade é que traz alegria e sabor à vida? Com que direito persigo os que são diferentes de mim? Sou dona da verdade? Que receio é esse de visitar um parente ou amigo adoecido? Que fragilidade é essa que me faz fugir da companhia do necessitado de atenção e amor? O que me leva a dizer não àqueles que estão partindo e desejando a minha companhia e atenção? Como eu posso vencer essa inércia que me faz virar as costas ao aflito e carente? Como vencer o medo que me paralisa e impede que eu demonstre compaixão? Hoje posso dar um passo em direção à compaixão? Qual passo darei?

NASCE UM MENINO (MEU SENHOR)

05/11/1977

De duas células unidas.
De tão unidas, uma ficou.
Essa se modificou e se fez certo o feto.
O feto que a gente acha feio no
Começo.
Mas tão lindo em seu desenvolvimento...
E ele informe,
Cresce ligado ao cordão
Que lhe alimenta e transforma.

Um dia... nasce um menino.
Todo dia nascem meninos e meninas.
Mas esse menino era você,
O meu irmão.
E ao sair daquele corpo quentinho,
Você chorou,
A mamãe chorou
Amor, emoção, alegria...
Por meu irmão!

Pela segunda vez, o mesmo homem
Disse:
"Sou pai,
Mais uma carne da minha carne!"
Carne do meu irmão.

E você, de feto se fez gente;
E você cresceu chorando e rindo;
Brigando e brincando com a gente;
Estudando pouco, mas estudando.
Brincando de meu irmão!

E dando e recebendo muito amor
Você se fez notar como gente.
Você lutava por um lugar ao sol.
Sensível,
Revoltado com o sofrimento!
Mas tão carinhoso com a gente.
A gente do meu irmão!

Você um dia partiu de avião,
De negro, no aeroporto, preocupado.
O avião atrasado causava tensão.
Você se foi numa aventura incerta!
De certo, o meu irmão!

Quatro meses se passaram...
Uma procura sem encontro.
De emprego que lhe fugia!
Um sofrimento que o consumia.
Sofro junto, é meu irmão!

A sua gente também foi atingida;
Cartas tristes, mas esperançosas!

Porém um apoio você encontrou,
Uma família que o recebeu com amor.
Um lar, ao meu irmão!

Você lutou, sofreu e venceu!
E quando sua esperança já morria,
A Luz não o abandonou.
Um emprego impediu sua derrota.
A luta foi recompensada!
Uma luz se fez guia!
Há Luz, em meu irmão!

Você trabalha com amor e alegria!
Com energia se esforça e sobe.
Você que se acha lindo,
E é lindo de coração...
O meu irmão!

"Meu senhor" é o seu apelido.
Mas senhor, você não é.
Jovem e trabalhador, sim.
Diante de você,
O futuro se abre devagar,
E você?
... Olha sempre para cá,
Como pássaro longe do seu ninho!
Sim, senhor, é meu irmão!

A distância nos separa,
É distância física!
Nossa esperança...
Esta se faz aí,
Como sua presença
Está aqui!

Hoje, é dia de aniversário,
Aniversário do meu irmão!

Quero sabê-lo feliz!
Já que aí não posso estar
Apenas me basta
Sentir sua felicidade!
Sei que ela não é completa,
Pois a saudade lhe rouba...
Um pedaço de você mesmo.
Mas lembre-se,
Estamos pensando em você!
Pensando no meu irmão!

O presente que lhe envio,
São esses versos mal feitos,
Mal tradutores dos meus sentimentos,
Que são mais fortes que palavras!
Que são mais fortes que a saudade...

Saudades, do meu irmão!

QUARTO ENCONTRO:
A DONA IMPOSSIBILIDADE

"*Quem ama acredita no impossível*".

Elizabeth Barrett Browning

Sabe aquelas histórias que sempre contamos e ouvimos, é sempre sobre os outros que, por fim, acabamos pensando que nunca vai acontecer conosco? Pois é... Aconteceu... A Dona Impossibilidade tirou o "IM" de perto de mim!

Mais uns anos se passaram, tive meu segundo filho, Gabriel...

Num dia de festa, na casa de um primo, brincadeiras, almoço, piscina, alegria... de repente, alguém me chama:

– Foi encontrada uma criança no fundo da piscina.

Quando me aproximei e olhei para aquela criança, disse:

– Poxa! Calção igual ao do Gabriel.

Não o reconheci, e comecei a prestar os primeiros socorros. O meu marido, Wilson, chegou perto, veio me ajudar. Ele continuou a fazer as manobras de reanimação junto comigo, então olhei novamente para o garoto... e o reconheci!!! Ai, que dor, uma pontada fina no peito. Gritei:

– Oh! Deus, é o meu filho! Deus, salva meu filho.

O senhor Morte olhou para mim naquele momento de desespero. Gritei outra vez:

– Deus, salva meu filho!!!!

Então Gabriel voltou a respirar, vomitou, evacuou, abriu os olhos, sem falar uma palavra. Mas ele não morreu! O senhor Morte se afastou de nós

Senti que Deus foi misericordioso comigo, com todos nós que fizemos parte daquele momento. Ai, Jesus, que momento difícil, quando eu vi que meu filho querido poderia ter morrido, de uma forma tão fútil, num momento de descuido.

– Desta vez, senhor Morte, você não venceu!

A Dona IM-Possibilidade me mostrou que a vida não é tão segura quanto eu imagino e a qualquer instante tudo foge ao meu controle, na verdade nem controle eu tenho.

O improvável se fez presente para me dizer que nem sempre o senhor Morte vence. E isso, acreditem, fez toda diferença! Ô se Fez!!!

Em seguida, corremos para o hospital, fizemos todos os exames, não houve nenhuma lesão, não entrou água nos pulmões. Ele ficou apenas com hipotermia durante todo o dia. Eu olhava para ele e não acreditava no que tinha acontecido. Ah, Deus! Que momento decisivo, à beira do precipício, poderia ter sido terrível! Como encarar a possibilidade da morte tão precoce? Até hoje, tremo só de pensar! E se ele tivesse morrido, o que seria de mim e do meu marido? Possibilidades!!! Tantas crianças que morrem dessa maneira! Num piscar de olhos, um segundo no qual nossa atenção se desvia de nossos filhos e acontece um acidente como esse, que pode mudar nossas vidas drasticamente. Peço a Deus que Ele tenha misericórdia e nos proteja, nos faça mais atentos e console as pessoas que um dia perderam seus filhos dessa forma tão inesperada, lamentável e dolorosa.

Menos culpabilidade e mais amor, por favor!

Pensando com o Coração — A Possibilidade da Impossibilidade

Relembrar esse episódio tenso e não esperado até hoje me deixa perplexa e trêmula de pavor com a possibilidade de um final diferente. Eu era jovem, cheia de projetos, confiante, não tinha medo de nada, acreditava que nada poderia perturbar minha rotina. Vivia no clímax da realização de vários sonhos concretizados. Uma família coesa, marido e filhos amados, cheios de vida e energia... num encontro festivo com a família e amigos, dar de cara com a dona IM-possibilidade!?

Eu nunca imaginei que poderia acontecer comigo, o desastre inesperado, a vida por um fio, em poucos segundos tudo poderia ter sido destruído! Vejo a compaixão de Deus por ter me poupado dessa perda que seria tão dolorosa, e teria mudado toda a minha história. Então, penso nas famílias que não tiveram a mesma sorte. Como lidar com a situação de perda de um filho nessa circunstância? Acredito que só Deus e o tempo podem consolar e dar sentido à vida, remendar os pedaços que ficaram em profunda dor e choque.

Certa vez, atendi uma paciente que estava fazendo terapia e eu perguntei o motivo. Ela disse que há 28 dias, nove meses e dois anos, havia perdido um filho num acidente de moto e o seu sentimento de dor continuava muito profundo. Sua impressão é que essa dor nunca passaria, apesar dela aceitar a morte do filho, confiar em Deus, que a tem sempre sustentado. Esta, com certeza, é uma ferida que nunca sara completamente.

Dona IM-possibilidade, você é como uma flecha certeira que atingiu meu coração (não só o meu), e me faz ter medo do agora. Quando tudo está bem e tranquilo, você aparece como fogo na palha que incendeia rapidamente. Eu não estava preparada para o encontro com você porque você não foi convidada para a nossa festa, você chegou de surpresa e me deixou totalmente sem ação.

Preciso aprender a soletrar as palavras IM-POS-SI-BI-LI-DA-DE, pois uma está dentro da outra.

Decidir a partir da dor — **Viver** é Valorizar

Em resumo, o que aprendi com tudo isso? Aprendo a refletir na incerteza da minha caminhada e que devo ser mais antenada, sem ser ansiosa, será possível?

Creio que se houver planejamento e equilíbrio emocional, fica mais fácil. A vida é uma incógnita, a cada passo que dou, algo inesperado pode me acontecer, portanto, devo valorizar mais e mais a minha vida, as pessoas que eu amo e as com quem convivo, ser mais relacional e amorosa.

Aprendi a viver menos acelerada, a ser mais contemplativa e expressar meus sentimentos sem medo, ser autêntica e espontânea, dar mais atenção às pessoas queridas, como diz uma música, "oferecer flores em vida", enfim, um novo estilo de viver. Um viver que valoriza o agora!

À medida que vou caminhando e aprendendo, vou amadurecendo e sabendo que nós não somos culpados de todas as coisas que nos acontecem. E, de fato, a ansiedade, assim como a morte, é algo que envolve toda a humanidade. Ao perceber as próprias limitações, saio da ilusão de que sou capaz de controlar a minha vida, as pessoas e as circunstâncias ao meu redor.

Aprendi com a ressurreição o quanto é importante uma fé que valoriza a vida. Eu creio em Deus, e que Ele me ajuda a consertar os meus equívocos (renascimento), me dirige no caminho plano e me fortalece no caminho íngreme (fortalecimento). Eu creio num Deus que pode me ajudar a transformar os meus erros em aprendizado e através do meu arrependimento (capacidade de fazer de forma diferente), me perdoar (não lançar em rosto) e me ajudar a consertar o que precisa e pode ser consertado (ressurreição).

Assim posso até errar, mas posso evitar me equivocar novamente.

Questões residuais

Aristóteles diz: "Provavelmente impossibilidades são sempre preferíveis a possibilidades improváveis". Será? Nas curvas, nos altos e baixos da Vida posso tropeçar na IM-possibilidade, que me desarma, me confunde e até me amedronta! Como me preparar para algo assim? Como reagir ao que eu não esperava? Como usar essa situação a meu favor? Como encontrar tesouros na hora do sufoco? Como manter a calma numa circunstância de estresse e espanto?

Cito o escritor Tony Robbins: "Se essa coisa, que parecia tão impossível era só uma limitação em sua mente, então que outras impossibilidades são também realmente muito possíveis?"

POIS É, IM-POSSIBILIDADE, NÃO TEM IDADE!

06/06/2017

A vida é bela e divertida!
Num domingo ensolarado,
Uma festa na casa de um primo,
Muita conversa e descontração!
Meus dois filhos brincando felizes!
A babá deles a cuidar.
Eu a servir o que iríamos almoçar…
Pois é!

De repente, algo inesperado aconteceu!
Gritos, espantos!
A IM-possiblidade surgiu!
Não parecendo ser o que é.
Envolveu o ambiente em cheio!
Alguém me chamou assustada...
Um afogamento na piscina!
Corri e olhei a criança.
Quem é?

Já edemaciado, sem respirar.
Enquanto o socorria, pensei...
Que tipo de dor a criança deixaria?
De quem é?

A dona Im-possibilidade se exibiu,
Estragando toda a alegria do momento!
E eu? Massagem cardíaca e respiração
Boca a boca…
Lutava para a Vida retornar
À criança que nos braços do senhor
Morte
Morria sem notar.
Dizia "Até!"
Meu marido chegou e me ajudou.
Olhei novamente para o menino...
Desespero, não acreditei,
Não era possível!
Meus olhos se abriram, reconheci...
Meu filho! Meu filhinho!
Gritei: Não pode ser!?
Mas é!

Uma prece se exibiu…
Deus, salva meu filho.
O mais velho, que estava ao lado,
Não entendia a cena dramática!
Achou engraçado Meu Grito desesperado!
Grito de fé!

Deus ouviu a voz de uma mãe angustiada,
E o sopro de vida retornou...
Meu filho voltou a respirar!
No momento de IM-possibilidade,
A vida sendo afogada na morte,
A morte sufocada pela vida,
Os pulmões cheios de ar,
E traz alívio, alegria e perplexidade.

Uma lufada de ar...

Uma brisa de fé!

Durante todo o dia fiquei

Sem acreditar...
Como deixei aquilo acontecer?
Não conseguia pensar, sensação
Estranha,
Paralisante, e se ele tivesse morrido?
Hoje revivo esse drama

E me sinto agradecida,
Profundamente grata!

Grata a Deus!
Meu filho reviveu!

Pois é!

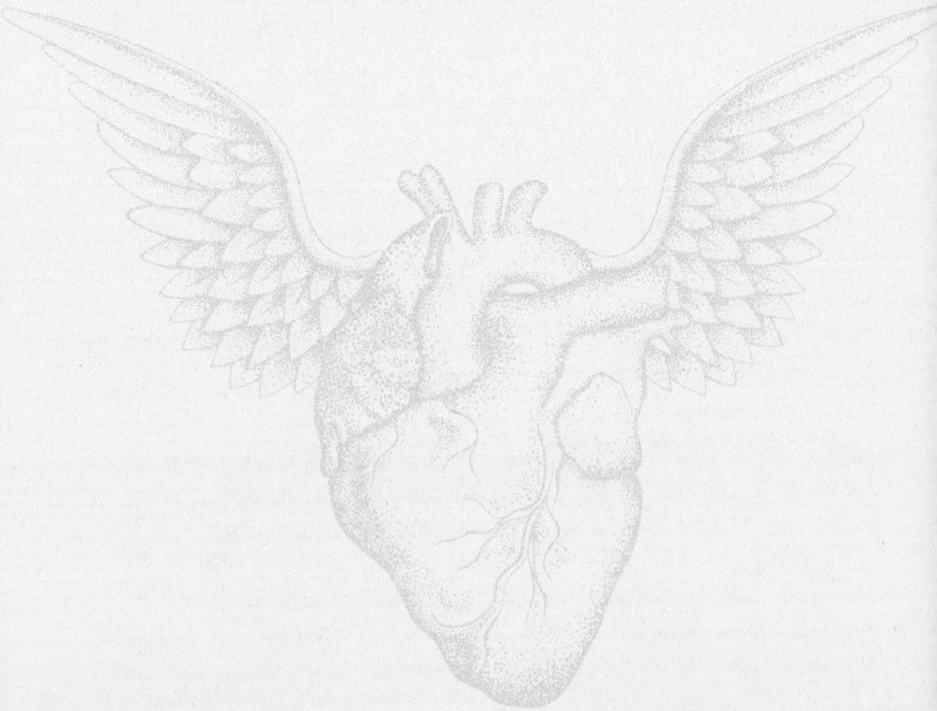

QUINTO ENCONTRO:
QUANDO DIZEMOS, BEM-VINDO, SR. MORTE!

"O próprio viver é morrer, porque não temos um dia a mais na nossa vida que não tenhamos, nisso, um dia a menos nela."

Fernando Pessoa.

Após o senhor Morte levar o meu irmão, minha mãe sofreu bastante. A senhora Dor esteve muito presente. Mamãe ficou meio esquecida e muito triste. Mais uma vez o medo e a quase certeza do diagnóstico me angustiavam, ela foi levada a vários profissionais... Então, veio o veredito, Doença de Alzheimer.

> "A demência é definida como deterioração adquirida das capacidades cognitivas que prejudica o desempenho das atividades cotidianas. A memória é a capacidade cognitiva mais comumente perdida devido à demência: 10% das pessoas com mais de 70 anos e 20% a 40% das que tem mais de 85 anos apresentam perda de memória clinicamente detectável[...]. O fator de risco mais forte para demência é a idade avançada. A prevalência da perda incapacitante da memória aumenta a cada década acima de 50 anos e em geral está associada as alterações microscópicas da Doença de Alzheimer (DA) à necrópsia. Entretanto, algumas pessoas centenárias exibem função de memória intacta e não tem qualquer evidência de demência clinicamente significativa[...] A Doença de Alzheimer também impõe um pesado fardo emocional aos familiares e cuidadores. A DA pode ocorrer em qualquer década da idade adulta porém é a causa mais comum da demência no idoso. Apresenta-se mais frequentemente com início insidioso e perda de memória, seguida de demência lentamente progressiva ao longo de vários anos".[6]

[6] HARRISON-Medicina Interna, 18a edição– 2013, pgs. 3300 e 3305

Mamãe passou a tomar vários medicamentos, fazer terapia ocupacional, acompanhamento neurológico e com o geriatra. Sua memória recente ia pouco a pouco se apagando...

Minha irmã Luiza, que morava junto à sua família no Maranhão, abandonou seu emprego e veio para Fortaleza morar e cuidar da mamãe. Seu esposo, Zé Luís, conseguiu transferência do seu trabalho e deu total apoio a essa decisão, que envolveu sacrifício, desapego e amor verdadeiro, que só Deus pode recompensar. Que atitude linda e valorosa: O Cuidar!

Durante mais de 10 anos, minha mãezinha foi sendo transformada. De mulher forte, sensível, culta e muito amorosa, se tornou frágil, confusa, e às vezes até agressiva, impaciente, enfim, "demente". Que palavra horrorosa! Como dói lembrar esses detalhes! Me sufoca... paro e choro. Lágrimas caladas que rolam abundantemente em meio ao meu silêncio.

Os anos se passaram e tivemos que internar a mamãe, que ficou alguns dias no hospital com pneumonia e insuficiência cardíaca. Não melhorou, teve que ir para UTI, onde ficou em torno de um mês, até a chegada do senhor Morte.

Nesse período, íamos diariamente ao hospital visitá-la, todos os meus irmãos e cunhados. Talvez este seja o lado positivo da senhora Dor, a união da família, as lembranças compartilhadas, risadas, choros, as emoções entrelaçadas.

Numa manhã de sábado, recebi a ligação do hospital, mamãe havia partido. Foi no dia 30 de agosto de 2010, dia do aniversário de 15 anos da minha filha, Cris. Havíamos preparado uma festinha no salão do nosso condomínio, um churrasco com a família e os amigos dela. E agora... o que eu deveria fazer? Falar? Me calar?

Meus irmãos organizaram o velório. Combinei com Wilson, meu marido, deixar a festa rolar. Minha princesa estava tão linda, rodeada de amigos. Hora de cantar parabéns, eu estava tensa, meu marido havia lhe dado um anel de presente... que momento especial! Eu falei do amor de Deus e li um trecho das escrituras:

> *"Tudo neste mundo tem o seu tempo; cada coisa tem a sua ocasião. Há tempo de nascer e tempo de morrer; tempo de plantar e tempo de arrancar; tempo de matar e tempo de curar; tempo de derrubar e tempo de edificar. Há tempo de ficar triste e tempo de se alegrar; tempo de chorar e tempo de dançar; tempo de espalhar pedras e tempo de*

ajuntá-las; tempo de abraçar e tempo de afastar. Há tempo de procurar e tempo de perder; tempo de economizar e tempo de desperdiçar; tempo de rasgar e tempo de remendar; tempo de ficar calado e tempo de falar".[7]

Fiz uma homenagem à minha mãe e falei do quanto ela era importante para mim e para toda a família, falei sobre o tempo certo para cada coisa... e acabei falando de sua partida. Lágrimas rolavam no rosto da minha filha e dos meus olhos também. Hora de abraços e comunhão, na presença da senhora Dor, em meio a uma festa de celebração da vida. Que contradição!!!

E quando a festa acabou, fomos para a cerimônia de despedida da nossa mãezinha. Na manhã do dia seguinte foram realizados o enterro e a missa. O meu irmão Sérgio falou de tudo o que ela representava para nós, suas virtudes, seu valor, a influência positiva que exerceu sobre nossas vidas, seu amor, carisma e o dom de agregar, unir a família.

Partiu em paz ao encontro de Deus. Morreu como um passarinho, mansamente no leito do hospital, sem perceber o que estava acontecendo.

Naquele dia, o senhor Morte foi até um pouco "bem-vindo", acabou o sofrimento. Muitas vezes, ela se angustiava sem conseguir organizar os pensamentos, e nós, seus filhos, sentíamos um aperto no coração, uma tristeza calada em vê-la como alguém tão amada, que mudou de tal forma a ponto de não se lembrar mais de sua própria identidade. Ela se esqueceu do papai, minha irmã teve que cuidar dela como uma mãe faz com uma criança. Ficou em mim o anseio que essa doença possa ter cura.

Pensando com o Coração **Memória**

Ah, o envelhecimento e as perdas que vão ocorrendo a cada dia vivido. Como encarar essa encruzilhada: envelhecer ou morrer? Será que tem outra escolha? Eu já passei dos cinquenta, mas me percebo com trinta, vivo intensamente o meu agora. Com certeza meu corpo não é igual ao corpo que eu tinha nos anos 90. Há uma dor ou outra que aparece aqui ou acolá. Mas minha mente é jovem, alegre e experiente, satisfeita com quem eu sou hoje.

---

[7] Eclesiastes 3:1

E a história da minha mãe, que direi? Quero lembrar cada fase da minha vida unida com a vida dela, quando eu era criança e olhava para ela com tanta admiração e amor, percebia o seu cuidado e carinho, me sentia protegida e por vezes, mimada. Ela era minha heroína, trabalhava como professora, cozinhava muito bem comidas deliciosas e gostava de reunir a família em festas e passeios. Aprendi com ela e o papai o prazer da leitura.

Na minha adolescência papai já havia partido e ela sozinha cuidava de tudo incansavelmente. Ela tinha características marcantes: sensibilidade, perseverança e alegria. Quando comecei a namorar, ela se relacionava com afeto e bondade com meu namorado.

Adulta, já casada, ela era uma excelente sogra, tanto meu marido como o da minha irmã e as noras gostavam muito dela. Era simpática, inteligente e comunicativa. Sofreu muitas perdas de pessoas queridas, além das citadas nesse livro. Mas a perda do meu irmão foi, sem dúvida, a mais dolorosa e a partir de então, sua tristeza e lapsos de memória deram início a um longo e doloroso processo de envelhecimento. Antes, cheia de vida, conversava, dançava e interagia com facilidade, depois foi se desconectando com a realidade do presente para mergulhar nas lembranças do passado. O brilho do seu olhar foi se tornando embaçado e sem expressão, como se sua personalidade estivesse sumindo aos poucos.

Hoje, revendo sua história, percebo o quanto foi difícil para mim ver a minha mãe, aquela mulher forte, carismática, perdendo a memória pouco a pouco. Se eu pudesse voltar ao passado, ficaria mais tempo do seu lado, conversando e dando mais atenção e carinho. Ah, como lamento eu ter negligenciado as coisas essenciais e mais importantes da vida, uma convivência mais intensa com minha mãezinha. Quero usar minha memória ao meu favor. Para me tornar alguém melhor.

Decidir a partir da dor — Digerir é Melhor que Engolir...

Como entender e aceitar essa despersonificação? Uma forma sutil do senhor Morte agir na mente e personalidade de uma pessoa que antes era tão ativa, cheia de vida e alegria. A pessoa vai ficando confusa, com as memórias sendo perdidas, principalmente o que aconteceu quase agora.

Como viver o hoje, se esse hoje foge à memória? O hoje é onde eu me encontro agora. E se eu não lembro daquilo que eu estou vivendo agora, como funciona esta vida sem memória? O que pensar ou falar? Nada a dizer. Só nos restou digerir, aceitar o que não podíamos mudar, ter uma atitude saudável diante do inevitável e amar nossa mãe, respeitar e cuidar com carinho, apesar das nossas imperfeições. Amar sem esperar retorno. Amar sem reconhecimento. Amar sem troca... É o que me resta Hoje!

O que dizer da velhice? Acho que ela não tem idade, e sim relação com um estilo de vida. Como assim? Pessoas que são apáticas, não se arriscam, têm medo de sofrer, de não conseguir seus objetivos, se queixam de tudo, parece que não conhecem o significado de sonhar e buscar suas realizações. Enfim, não tem motivos para ter esperança, já entregaram os pontos, mentalidade de quem não tem forças para continuar e já cansou antes de tentar. É diferente da pessoa idosa, que pode ser cheia de energia, se ela sabe desfrutar do que a vida lhe oferece, na verdade ela não envelhece, pois sabe o valor de cada fase, e curte cada momento de sua vida com alegria e espontaneidade. Quero ser este tipo de idosa.

E o Fantasma da doença de Alzheimer, será que ele me assusta? Sinceramente não, pois não quero viver ansiosa com aquilo que pode ou não me acontecer. E como evitar? Tento prevenir, busco ter uma vida saudável com atividade física diária, exercito meus neurônios, praticando a leitura, trabalhando com prazer e buscando a realização dos meus sonhos.

Às vezes, esqueço os objetos em qualquer lugar quando estou focada em algo que me absorve, esqueço do mundo, me torno desatenta. Considero isso normal, porque o que gosto de fazer me envolve com tanta intensidade que me desconecto do resto.

Para mim, o segredo da qualidade de vida é cultivar bons relacionamentos, eu faço isso na minha família, no meu trabalho e nos grupos de amigos. Eu tenho oportunidade de conhecer pessoas em várias idades, estilos de vida diversificados, ouço as suas histórias e interajo com elas. Isso me rejuvenesce, me faz viver de forma plena, influenciando vidas de maneira positiva, alertando sobre a responsabilidade de cuidar da saúde física e psíquica de cada um, o grande privilégio da profissão que exerço!

Questões residuais

O que é para mim o envelhecer? Qual o segredo da juventude? Como usar o tempo ao meu favor? Por que dói o processo de envelhecimento? Será que é a proximidade da morte ou o desgaste natural do corpo que me assusta? O que posso fazer de bom e que vai me alegrar quando a velhice chegar...? Já chegou? O que fazer para me sentir melhor hoje? E o meu amor pelos meus? Envelheceu? Se esqueceu?

DES-POEMÁTICA

MEMÓRIA, ONDE VOCÊ FOI? MAMÃE

13/04/1977 - 18/03/2017

Como a fumaça que desaparece
Ou bolhas de sabão
Que se desmancham no ar,
Num momento tão bela e brilhante,
Mas, em seguida,
Sumindo para não mais voltar…

Ah! Memória traiçoeira!
Para onde você foi,
Deixando uma mãe
Confusa e assustada,
Voltando a ser criança,
Precisando ser cuidada,
Desaprendendo a fazer as coisas,
Que antes fazia com graça,
Leveza e sabedoria…

O nome dela... Osmarina,
Nome grande, e grande também
É o seu coração, a sua mão.
Minha mãe, meu ponto de apoio.
Nossa mãe, amor convergente.
Ela é forte e soube nos amar
Soube nos fazer gente de verdade,
Soube nos criar.

Se erramos, a culpa não é dela.
Ela é sacrifício por nós,
Renúncia, por nós,
Carinho, em nós.
Quer o melhor para os filhos
E nós nem sempre merecemos.
Mas carecemos.

Quando nós sofremos, ela sofre junto
E às vezes a gente, seus filhos,
Só lhe damos sofrimento, fútil
Inútil!
Nosso dever é fazê-la sorrir
Suas preocupações diminuir.

Perdão, mãe.
Sua memória se foi,
Você se foi,
Mas seu amor e compreensão
Ficaram...
No fundo você sabe, mãe.
Lá dentro de nós mesmos
Você é de um valor único,
Inigualável, insubstituível.

Como a luz que aparece
Ou bolhas de sabão
Que brincam no ar,
Num momento tão bela e brilhante,
Mas, em seguida,
Explodindo para não mais
Deixarmos de te amar…
O nome dela... Osmarina,

CARTA DE PUNHO

19/03/2017 - 21/04/2017

Querida mãezinha, quando descobri que a senhora estava com Doença de Alzheimer, foi muito difícil para eu aceitar esse diagnóstico. Foi doloroso esse processo que vivemos de vê-la pouco a pouco perdendo a memória, e perdendo sua identidade. A senhora cobrava que eu a visitasse mais. Luiza e tio Zé também me faziam a mesma cobrança. Eu trabalhava muito nesta época, muitos plantões. Achava que a visitava numa boa frequência, até pensava que como sua memória estava prejudicada, não fazia diferença se eu ia diariamente, ou duas a três vezes por semana. Mas há pouco tempo refleti sobre tudo isso e conversando com a Luíza, admiti que devia ter feito diferente, ter dado mais atenção à senhora, amado mais, abraçado mais...

Hoje quero pedir seu perdão (de forma simbólica) por minha insensibilidade e egoísmo. Também pedi perdão ao Zé Luiz e a Luiza. Foi um momento de restauração e de alegria que vivenciei com eles. Senti muito a sua falta.

Mãe, mas a vida não é só de lembranças doloridas, por isso quero encerrar essa carta com boas lembranças. Vivemos momentos bastante engraçados. Quando a senhora não se lembrava dos fatos, tinha umas saídas realmente criativas, resquícios de sua inteligência, que ainda livremente se expressavam.

Quando a senhora completou 80 anos, fizemos uma grande festa, toda a família reunida, foi lindo! A senhora ainda conhecia os sobrinhos, havia alegria nos seus olhos, e nós tentávamos trazer à sua memória muitas histórias que juntos vivemos. Foi muito bom termos feito aquela festa, brincamos, rimos e nos alegramos, honrando sua vida tão bela, mãe querida. Você nunca será esquecida.

Mãe, você é e sempre será um modelo de mulher virtuosa, nunca deixei de amá-la, você é muito preciosa para mim. Te amo, mãezinha.

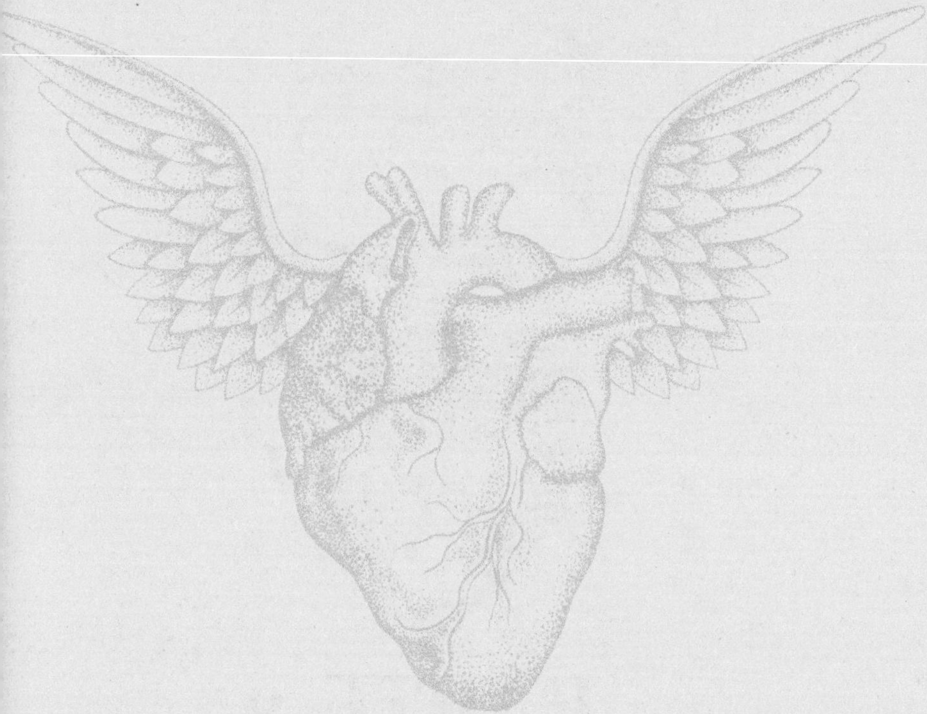

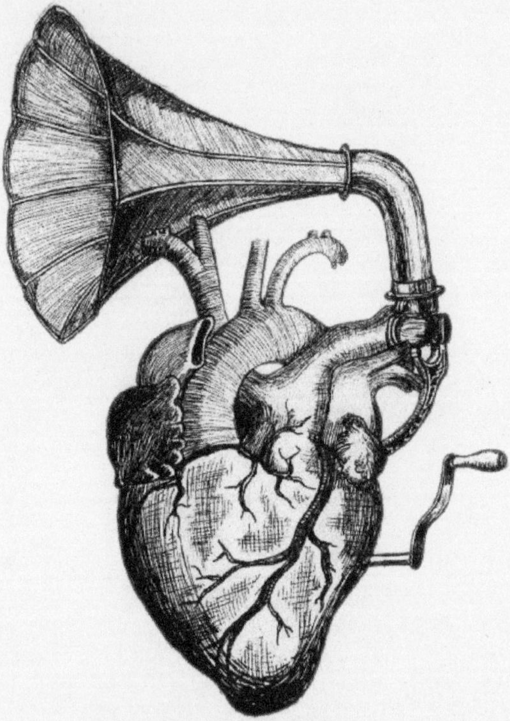

PARTE 2

EM CADA ENCONTRO, UM APRENDIZADO PARA CONTAR!

A dor da compreensão ao divã do coração

SEXTO ENCONTRO: SENHOR MORTE, QUERO LHE ENTENDER DESDE O INÍCIO

"A vida é muito curta para ser pequena."

Benjamin Disraeli

"O Senhor Deus acabará para sempre com a morte. Ele enxugará as lágrimas dos olhos de todos e fará desaparecer do mundo inteiro a vergonha que o seu povo está passando. O Senhor falou".[8]

Isaías foi um profeta de Deus. E essas suas palavras soam como uma promessa do fim da Morte. Que isso quer dizer? A Morte vai morrer? Como assim, o ser humano deixará de ser mortal? Como decifrar o enigma dessas palavras?

A realidade da morte produz tanta dor e medo, causando a impressão de ser antinatural. Como explicar essa sensação de desamparo e não aceitação da morte, se ela é a coisa mais previsível da vida? E qual a importância das lágrimas nesse contexto? Ensaio uma resposta ao reconhecer que o ato de chorar funciona como o "sangradouro" de um açude que ao deixar jorrar filetes d'água, alivia seu excesso, que está a ponto de transbordar e causar destruição irreparável. Emoções represadas precisam ser liberadas na vivência do luto e reacomodação dos sentimentos ressignificados.

Isaías parece antever um tempo onde a Vida prevalecerá, um tempo onde a vida será respeitada e cultivada por todos. A Bíblia fala da ressurreição de Jesus, onde o Senhor Vida venceu o senhor Morte ao terceiro dia. A vergonha da morte na cruz deu lugar à vitória da Vida Eterna.

Para alguns, a promessa de Isaías pode ser apenas ilusão, por permitir conviver melhor com a ideia da morte. Talvez até uma compreensão da morte mais alargada, como uma porta e não um lugar de chegada. Será?

[8] Isaías 25:8 NTLH

Não tenho respostas absolutas, cada pessoa tem as suas próprias convicções, ou ainda não quer nem pensar sobre esse assunto.

Mas o que a ciência através da Psiquiatria diz sobre a morte e outros assuntos relacionados? Vamos praticar o exercício de parar e avaliar o senhor Morte.

DEFINIÇÃO DE MORTE

"Morrendo o homem, tornará a viver?"[9]

Até hoje, não só a ciência, como a sociedade, vivem em torno de questões sobre a linha tênue que traz a definição de morte e que por sua vez atesta o estar vivo e o estar morto. Existem polêmicas exaustivas sobre o aborto, que envolvem determinar qual o momento exato que podemos dizer que a vida deu-se início ou até que momento pode-se considerar o que foi gerado apenas um estado de concepção informe.

É difícil falar sobre as polêmicas existentes em relação à vida e à morte, feto/aborto, morte/morte cerebral, desligar aparelhos/eutanásia, etc. É preciso ter empatia, se colocar no lugar da pessoa que está vivendo o conflito sem estar preparada para tal. As decisões muitas vezes estão respaldadas em diversos aspectos, como imaturidade, insegurança, falta de condições emocionais e financeiras ou até mesmo desestruturas sociais e familiares, circunstâncias adversas e incertezas.

Não quero julgar, apontar dedo ou tomar partido, quero compreender a dor da pessoa que diz não à Vida, e também aquela que decide levar a termo a Vida sob quaisquer custos. É complexo e tenso fazer essa viagem empática, sentir, perceber e se identificar com a dor de quem desistiu da vida. Alguns autores tentam definir o que seja morte na tentativa de construir atitudes éticas e respeitosas à vida no meio científico e na sociedade.

> "Os termos morte e morrer não são sinônimos e não tem definições inequívocas[...] A morte pode ser considerada a cessação absoluta das funções vitais, enquanto o morrer é o processo de perder essas funções. Morrer também pode ser considerado um concomitante evolutivo de viver, uma parte do contínuo nascimento-morte.[...] O ato de morrer e a consciência que se

[9] João 14 14 NVI

tem dele levam ao desenvolvimento de valores, paixões, desejos e incentivos para fazer o melhor com o tempo de que se dispõe. [...] A Lei da Definição Uniforme de Morte estabeleceu que alguém que tenha tido (1) cessação irreversível do funcionamento circulatório e respiratório ou (2) cessação irreversível de todas as funções do cérebro, incluindo o tronco encefálico, está morto. [...] As diretrizes recomendam um período de observação de 24 horas para os pacientes, com testes confirmatórios durante esse tempo". (KAPLAN E SADOCK- Compêndio de Psiquiatria- 9a Edição. 2007, pg. 77).[10]

Afinal, o que é a morte? É o fim de tudo, ou será uma passagem para alguma outra dimensão? O que vamos encontrar do outro lado? Será Deus, o Criador de todas as coisas e de todos os fins? Ou será o nada, a transformação do ser em algo impessoal? Além das questões envolvendo o conceito de morte, existem as questões espirituais ou filosóficas envolvendo a morte quanto ao que virá depois dela. Fico nesse momento com a fala de Mário Quintana...

"Esta vida é uma estranha hospedaria,
De onde se parte quase sempre às tontas,

Pois nunca as nossas malas estão prontas,
E a nossa conta nunca está em dia."

O RELÓGIO EM MEU VENTRE?

Quando se fala sobre o fino véu entre morte e vida, não podemos deixar de fora o tema do aborto, embora seja uma polêmica que divide tantas opiniões e grupos. Relutei muito em escrever sobre esse tema, mas, por fim, decidi pesquisar e transcrever opiniões opostas e deixar o leitor se identificar com o que ele considera a verdade. Eu mesma, durante a escrita, fui confrontada com argumentações opostas, e isso me fez crescer, pois compreendo que sou edificada e liberta de paradigmas ao parar para ouvir quem não concorda comigo. Seguem alguns achados:

[10] KAPLAN E SADOCK– Compêndio de Psiquiatria– 9a Edição. 2007, pg. 77

ACHADO 1. FETO E ABORTO: O QUE DIZ A CIÊNCIA?

Uma comissão de cientistas e especialistas americanos escreveu um documento sobre concepção e formação embrionária até o nascimento da criança, por solicitação do Supremo Tribunal de Justiça do EUA em 1971. O documento é o seguinte:

> "Desde a concepção a criança é um organismo complexo, dinâmico e em rápido crescimento. Na sequência de um processo natural e contínuo o zigoto irá, em aproximadamente nove meses, desenvolver-se até aos trilhões de células do bebê recém-nascido. O fim natural do espermatozoide e do óvulo é a morte, a menos que a fertilização ocorra. No momento da fertilização um novo e único ser é criado, o qual, embora recebendo metade dos seus cromossomos de cada um dos progenitores, é completamente diferente deles".[11]

Como médica afirmo que essa citação acima se confirma pelos livros adotados pela maioria das faculdades de Medicina no Brasil (muitos são traduções de textos americanos).

ACHADO 2. OPINIÕES DIFERENTES: QUANDO O FETO SE TORNA HUMANO?

No artigo "Em que momento o feto vira ser humano?", publicado na Revista Superinteressante em 6 de abril de 2012, o jornalista José Francisco Botelho aborda opiniões divergentes sobre o início da vida. Para a lgreja seria quando o espermatozoide fecunda o óvulo, enquanto os cientistas não bateram o martelo em um consenso absoluto. As dúvidas que cercam o tema do aborto e estudos de células-tronco geram muitas contradições e caminham na zona cinzenta da ética. Surgem questões: "Se embriões são seres humanos, é aceitável sacrificar embriões para descobrir a cura de algumas doenças? A interrupção da gravidez deve ser um crime ou um direito universal?"[12]

---

[11] Amicus Curiae, 1971 Motion and Brief Amicus Curiae of Certain Physicians, Professors and Fellows of the American College of Obstetrics and Gyneco1ogy, Supreme Court of the United States, October Term, 1971, No. 70-18, Roe v. Wade, and No. 70-40, Doe v. Bolton. Fonte: portal da Família. http://www.portaldafamilia.org/artigos/artigo209.shtml

[12] Por José Francisco Botelho, 1 dez 2016, 13h52 – Publicado em 6 de abril de 2012, (Revista Superinteressante)

Nesse artigo, me chamou atenção a opinião do biólogo José Roberto Goldim, professor de bioética da UFRGS, que diz: "O feto é obviamente humano. A questão é decidir quando ele se torna uma pessoa com direitos, e isso não pode, nem deve ser estabelecido pela ciência".

Segunda afirmação: "Ao nascer, a criança não fala, não anda e carece de diversas características, que só vai ganhar mais tarde. Mas nem por isso negamos a ela a mesma dignidade de um adulto", diz o professor titular de bioética da Unifesp, Dalton Luiz de Paula Ramos. "Portanto, temos de reconhecer que a vida intrauterina tem o mesmo valor, embora faltem ao feto vários traços que ele irá adquirir depois".

Uma terceira opinião, excessivamente polêmica, é a do americano Peter Singer, filósofo: "Matar um recém-nascido não é, sob hipótese alguma, equivalente a matar um adulto – que quer conscientemente continuar vivendo". Para ele, pessoas sem autoconsciência parecem não ter vida. No seu livro Rethinking Life and Death ("Repensando Vida e Morte", inédito no Brasil), Singer afirma ainda: "O fato de ser um humano não significa que seja errado tirar sua vida".

Essas três afirmações são complexas e fortes. Elas despertam inúmeros desdobramentos, além de envolver vários aspectos da ética médica, direito, filosofia, política de saúde, crenças religiosas e até convicções pessoais. Citei esses posicionamentos apenas para despertar curiosidade e interesse sobre um tema tão atual, diante do crescimento das pesquisas que envolvem o genoma humano e células-tronco. O que pode ou não ser feito? O que você pensa sobre esses assuntos?

ACHADO 3. PROJETO RAQUEL

O PROJETO RAQUEL é uma ferramenta formada por uma rede de profissionais que trabalham com sessões de escuta e passos que ajudam a pessoa envolvida em aborto a elaborar a perda do bebê. Trata-se de um ministério pós-aborto da Igreja Católica, que começou nos Estados Unidos, em 1984, na Diocese de Milwaukee filiando-se rapidamente por vários países.

No Brasil, teve início na Arquidiocese de São Paulo, em 2011.

O objetivo desse projeto é tratar pessoas que sofrem a perda de crianças por aborto, sejam genitores, familiares, médicos ou enfermeiros envolvidos nesse procedimento. Pois, segundo a informação das pessoas que trabalham no PROJETO RAQUEL, o Aborto traz consequências danosas:

"Apesar de não ser do conhecimento de muitas pessoas, 10% das mulheres que fizeram um aborto podem apresentar graves problemas psiquiátricos e 40% sofrem com problemas psicológicos relacionados ao aborto. Muitas destas mulheres talvez nunca tenham feito a correlação entre seu sofrimento (depressão, problemas de ansiedade, relacionamentos fracassados, infertilidade, dificuldades com gravidez) e o aborto que praticaram. Para a maioria das mulheres, as consequências do aborto não têm a ver com patologia física. Estas sensações precisam de cura espiritual e psicológica, ambos os aspectos devem ser abordados no processo de cura. Angústia e culpa são reações normais em uma mulher que abortou um ou mais filho(s). Ela pode enfrentar esta dor imediatamente, após o aborto, ou pode não percebê-la durante muitos anos, até que uma circunstância desencadeie estes problemas e elas necessitem enfrentar o sofrimento e passar por um processo de cura."[13]

ACHADO 4. AFIRMAÇÕES DA PSIQUIATRIA

Segundo Kaplan e Sadock[14]:

"O aborto se tornou uma questão política e filosófica nos Estados Unidos. O país está dividido entre facções pró-escolha (pró-aborto) e pró-vida (anti-aborto). [...] estudos recentes mostraram que a maioria das mulheres que se submetem a interrupção da gravidez – particularmente quando o fazem antes da décima segunda semana de gestação – não sofre sequelas psicológicas significativas. Na verdade, a maioria delas experimenta a sensação de alívio e tem uma reação menos emocional do que aquelas que mantêm a gravidez e entregam o bebê para adoção."

O mesmo não acontece com abortos realizados no segundo trimestre, que são psicologicamente mais traumáticos, pois:

"A razão mais comum para os abortos tardios é a descoberta (através da amnioncentese ou ecografia) de um cariótipo anormal ou anomalia fetal. Por isso, em geral envolve a perda de um filho desejado com o qual a mãe já tinha formado um laço".

---

[13] http://m.projetoraquelsp.webnode.com/sobre-nos/

[14] KAPLAN E SADOCK– Compêndio de Psiquiatria– 9a Edição. 2007, pg. 931

Reforçando o entendimento do trauma pós-aborto, dizem os autores que:

> "O aborto também pode ser uma experiência significativa para os homens. Se o homem tem um relacionamento próximo com a mulher que aborta, pode desejar desempenhar um papel ativo no procedimento acompanhando-a ao hospital ou a clínica e oferecendo apoio emocional. Os pais podem experimentar um sofrimento considerável quando da interrupção de uma gravidez desejada."

A respeito do aborto ilegal dizem:

> "Antes da legalização do aborto nos Estados Unidos, em 1973, muitas mulheres buscavam abortos ilegais, com frequência realizados por pessoas sem qualquer treinamento e em más condições de higiene. Morbidade e mortalidade consideráveis estavam associadas a essas práticas, e mulheres às quais o aborto era negado, às vezes optavam pelo suicídio para não levar adiante uma gravidez indesejada. Quando é forçado a carregar o feto a termo, o risco de infanticídio, abandono e negligência do recém-nascido indesejado aumenta."[15]

HÁ CASOS E CASOS?

Após ler e ouvir opiniões divergentes, decidi contextualizar situações de mulheres lidando com a escolha de aborto ou não. Consequências de decisões diferentes com histórias anônimas de pessoas que passaram pela experiência do aborto.

CASO 1. Ela era jovem e carente, estava apaixonada e não tinha intenção de engravidar, mas a camisinha rompeu, tomou a pílula do outro dia, porém não conseguiu evitar a gravidez. Seu companheiro não queria ter filho e sumiu. Então, veio a dor do abandono, ficou desesperada, sem condições de criar a criança... Tantos medos que afloraram nela, insegurança, incertezas, não sabia o que fazer, nem tinha em quem se apoiar. E agora? Tinha que tomar uma decisão, procurou e realizou um aborto clandestino, ficou debilitada, quase morreu... a lembrança daquele dia corrói seu coração. Será que agiu certo? Ainda se perturba com a decisão que tomou! Remorso? Culpa? Trauma pós-aborto? Medo de ser castigada?

[15] Compêndio de Psiquiatria– Kaplan e Sadock. 9a Edição. 2007, Pg. 931

CASO 2. Ela tinha 14 anos quando engravidou, logo que sua menstruação atrasou, fez o beta-HCG e ao descobrir a gravidez indesejável, tomou medicamento para abortar. O aborto veio como uma menstruação abundante, não sentiu dor ou remorso. Ela era imatura, não contou para ninguém da sua família, mas teve o apoio do seu namorado, que sugeriu e orientou na opção pelo aborto imediato. Após oito anos, teve outra gravidez não programada, dessa vez decidiu levar a gestação a termo, mesmo sem o apoio do parceiro. Ao perguntar o que ela sente em relação ao aborto que fez, disse que tinha que fazer, devido às circunstâncias da época. Mas, ainda hoje sonha com a criança que não nasceu. Ela diz que não se arrependeu, mas parece nutrir um sentimento de culpa, pois esse tema não sai do seu pensamento, que paradoxo! Esse é um exemplo da dificuldade de encarar essa decisão tão polêmica, a opinião flutua, ora a favor, ora contra... o aborto é a solução ou o problema? A dúvida balançando como um pêndulo no coração e mente de uma mesma pessoa.

CASO 3. Uma menina de 11 anos em corpo de mulher, bonita e forte... havia feito curetagem em clínica de aborto clandestino, e complicou com infecção uterina. Evoluiu com septicemia, insuficiência respiratória, precisando de suporte de antibióticos potentes e ventilação mecânica. Depois de alguns dias na UTI, ela veio a falecer. Uma criança que morreu precocemente, por ter virado adulta antes do tempo? Ou por não poder contar com um apoio legal em uma situação extrema que não tinha maturidade para enfrentar sozinha?

O dilema do aborto persiste... A dor e o conflito de tomar a decisão dramática! Abortar?!? Levar a termo a gravidez indesejável? Encarar o aborto clandestino e arriscar a própria vida e os próprios medos? Como vivenciar esse impasse?

> *"Faço do útero a primeira mesa, um lugar de águas por todos os lados sem necessariamente ser uma ilha. É nesse espaço que os vínculos ganham sentido a partir da gênese da vida."*
>
> Leci Queiroz, autora do livro A Mesa Está Posta.

É difícil falar sobre aborto, preciso ter empatia, me colocar no lugar da mulher ou menina-mulher que está vivendo o conflito de estar grávida sem estar preparada para ser mãe, por imaturidade, insegurança ou falta de condições emocionais e financeiras ou até mesmo sociais e familiares. Abandono do companheiro, julgamento da família ou mesmo preconceito, circunstâncias adversas e incertezas...

Não pretendo julgar, apontar dedo ou tomar partido, quero compreender a dor da mulher que diz não à Vida (sim ao aborto) e também aquela que decide levar a termo à Vida que está sendo gerada nela, mesmo quando ela não havia programado ou desejado.

É complexo e tenso fazer essa viagem, sentir, perceber e me identificar com a dor daquela que desistiu do embrião que está crescendo dentro dela, dando um fim a esse processo de multiplicação de células, todas bem codificadas, inteligentes, se encaixando no desenvolvimento do feto que poderá vir a ser uma criança... Por quê? Por que essa decisão é tão difícil, dramática e dolorosa?

Talvez, porque essa resolução de abortar não se encaixa com a identidade feminina, o útero é aconchego, como um ninho preparado e contribuindo para a vida que está sendo gerada... e o aborto é a ruptura dessa vida, agressão ao próprio corpo da mulher, se opondo à integridade do útero, ou da essência de ser feminino! Pois a própria definição de útero diz: "*O útero é um órgão muscular do aparelho genital feminino que acolhe o ovo fecundado durante seu desenvolvimento e o expulsa, finda a gestação*".

Essa mulher gestante está em dúvida. Como é duro tomar essa decisão! Mas só existem duas opções: sim ou não, pois o talvez é exatamente esse momento de conflito e tomada de decisão. A mente fica confusa, mil imagens se apresentam, no borbulhar de emoções contraditórias.

Qualquer escolha que fizer, vai haver perdas e ganhos. O ruminar das ideias e sentimentos, uma batalha que angustia e enfraquece a essência de ser mulher e mãe. E se... e se... se? Perguntas que talvez não tenham respostas!

Exercício difícil, de mergulhar no coração e mente de alguém que está sofrendo. Quero me identificar com você, mulher-menina, carente, que foi pega de surpresa com a infância interrompida bruscamente ao saber que está grávida. Você, tão sedenta de amor, talvez, vítima de rejeição e abandono, como lidar com essa realidade de ser mãe? Você, logo você! Desconectada da sua própria mãe... sem afeto e cumplicidade! Você, que queria estudar, se profissionalizar, uma criança agora vai adiar a realização do seu sonho, ou talvez impedir que esse objetivo de crescer profissionalmente ou como pessoa, como mulher fique no meio do caminho... Que fazer? Que decisão tomar?

Existem muitas situações diferentes que levam uma mulher a tomar essa decisão, sua estrutura emocional, formação de caráter, anseios e perspectivas futuras, apoio familiar e o do companheiro... Variantes de todos os tipos, não é nada fácil! E o pior é pôr a vida em risco em clínicas de aborto clandestino.

Penso que o conflito do aborto tem dois lados da moeda: um é o feto e outro é a mulher. Dizem que desde o início a criança, ainda embrião, sem entendermos como, já tem percepção dos conflitos que ocorrem no corpo de sua mãe. Ela se alimenta do cordão umbilical, sua respiração e circulação acontecem provenientes desse sangue, numa simbiose perfeita que a natureza proporcionou! Em parte, ela absorve as emoções da mãe porque a respiração e a circulação são afetadas pelo emocional.

Pensando com o Coração — No Lugar de Aconchego

Vou arriscar um simulação de uma conversa entre a mãe e o filho, contextualizando o significado do útero, para nos ajudar a pensar.

Pergunta a Vida: *Mas, como cheguei aqui?*

Responde a mãe: *Obra do acaso, no encontro de dois corpos que nem se conhecem bem, por puro prazer do momento. O óvulo e o espermatozoide se encontraram na formação do zigoto, o momento da concepção. Você não estava sendo esperado, nem desejado. Nosso vínculo nesse útero encontra-se confuso, meio desconectado.*

Diz a Vida: Mãe, meu DNA é teu, sou sangue do teu sangue, carne da tua carne, esse lugar é tão quentinho, a água que me cerca não me afoga, pelo contrário, me traz segurança e liberdade nos meus primeiros movimentos. Posso sentir teu coração batendo junto ao meu! Mas, mãe, porque tem hora que ele acelera tanto, e eu sinto um aperto me sufocando, como se eu não fosse bem-vindo junto a ti! É como se a água *ficasse turva e o oxigênio me faltasse... Que dor é essa que de ti passa para mim?! Mãe, eu não entendo, minha vida não faz sentido para ti ainda! Sinto a rejeição antes mesmo de existir. Por quê? Eu não tenho culpa das tuas lutas, teus medos ou conflitos que te foram afligidos! Mãe, eu quero viver, ter vínculo contigo, te amar e te conhecer, me acolhe,* mãe...

A mãe responde: *Filho!? Não consigo te chamar de filho, preciso ser racional, tu ainda não tem consciência, tu és apenas células em crescimento, a vida ainda não chegou a ti. Não consigo pensar em ti como filho porque não estás formado ainda. Eu preciso pensar em mim. Sou apenas uma criança-mulher, fui coisificada por um homem que me usou e me abandonou... não sei o que é vínculo de mãe, sou uma menina assustada, sem saber o que fazer! O mundo me apavora, não sei cuidar nem da minha própria vida! Não posso, não quero ter filho agora, não estou preparada, preciso abortar, não tenho outra saída. Isso também é pensar em você, de certa forma... Estou desesperada, não vejo saída, tenho que agir.*

A Vida grita: *Mãe, meu coração está parando... estou sendo sugado... não pude viver...*

Silêncio... (Mãe)

Silêncio...(Vida)

Decidir a partir da dor

Acolher é Sempre o Melhor Remédio!

Vamos pensar um pouco sobre o significado do aborto, o aborto real da mulher que desistiu da vida do filho, e o aborto da Alma... dos sonhos perdidos, na vida cortada por falta de amor!

Existe uma polêmica acerca do aborto a partir da pergunta: Quando começa a vida? Eu levanto outra polêmica: quando começa a morte? Qual o aborto mais sofrido, no ventre ou na alma?

O aborto da Alma. Que é isso? Interrupção da vida, ou do processo que traz vida no âmago do ser. Viver uma vida sem propósito, como um robô... sem sentido ou élan, a alma está sufocada, aprisionada, sem querer viver ou sonhar.

Estou falando de pessoas que nasceram, mas não foram acolhidas e um sentimento de rejeição se formou, paralisando suas emoções. Têm medo de amar e não conseguem aceitar o amor de ninguém, pois não se veem como alguém de valor! Decidem viver isolados, sem afeto, com medo da frustração, ou tentam controlar tudo e todos para se sentir importantes e fortes. Aí nasce a autossuficiência.

Existem algumas pessoas singulares que superam a dor do desamor, aprendem a se ver com bons olhos, sentindo o Amor Incondicional de Deus! Amam quem está por perto e descobrem o caminho da vida plena! Qual é o segredo? É possível superar a perda de vínculo que vem desde o ventre? E a experiência da gestação pode restaurar essa desconexão? De que jeito?

Acredito que a mulher tem na sua construção feminina um instinto que toda fêmea tem, maternidade, e a percepção de um ser crescendo no seu ventre pode dar sentido a sua vida, recuperando o senso de valor perdido... O vazio de ter sido rejeitada sendo preenchido pela oportunidade de acolher. A dor ressignificada, capaz de gerar amor. Antes rejeitada, agora opta por acolher. Mudar a sua própria história de rejeição por história de acolhimento.

Acredito também que o acolhimento opera milagres. Seja antes ou depois de qualquer decisão tomada. Acolher transforma. Acolher é o perdão em forma de atitude. E quem me ensinou isso? A Senhora Morte e a Senhora Dor.

Questões residuais

Como estancar a dor do aborto que se propaga? Como me posicionar diante de tantas vidas desperdiçadas, rompidas dentro da alma ou dentro do ventre? E quando a mãe pensa em abortar, e por algum motivo desiste? Qual a repercussão para o bebê que sobrevive ao aborto? Como curar a dor de uma mulher que abortou e depois se arrependeu? E se ela ficou infértil como consequência do aborto? Como encarar a omissão e a irresponsabilidade do homem que virou as costas à mulher que ele engravidou? O aborto paterno, por que quase ninguém fala sobre isso? Será que a mulher que optou pelo aborto, optou pelo caminho mais fácil, ou terrivelmente mais difícil? Cada resposta é pessoal. Cada história tem um desfecho diferente. Cada vida tem o seu valor.

O GRANDE DILEMA

21/04/2017

Oh! Morte! O que queres de mim?
Por quê? Por quê? Por quê?
Eu não quero morrer!
Então, por que tenho que morrer?

A dor do desconhecido,
Não saber como vai ser,
Me angustia... será o fim?
O grito da alma!!!
Não quero partir...

Mas, por que essa sensação,
De não aceitar a morte?
Será que fui criado para morrer?
Não deveria ser imortal?
Ó alma, não quero morrer...

O Filho de Deus gritou

Na hora que ele enfrentava a morte!
"Meu Deus, meu Deus, por que me abandonastes?"
E gritou também: "Está consumado!"
Pai, nas tuas mãos entrego o meu espírito".
Ele morreu... Sendo inocente!

Mas antes deixou-nos um exemplo:

"Perdoa-os porque não sabem o que fazem".

SÉTIMO ENCONTRO: SENHOR MORTE, QUERO LHE ENTENDER ATÉ O FIM

"Num certo momento da vida, não é a esperança a última a morrer, mas a morte é a última esperança".
Leonardo Sciascia

O fato é que a morte é um processo fisiológico, assim como o nascimento tem data determinada, a morte também vai chegando... só não sabemos quando. O processo de envelhecimento das células, a sua fagocitose, o surgimento de doenças degenerativas, os acidentes, traumas, infecções, cada um de nós um dia teremos esse encontro com a misteriosa morte.

E quando a pessoa desiste de viver e tira a própria vida? Que loucura, que triste, que desespero! Como impedir tal coisa? O que leva o ser humano a essa atitude fatal?

> "A morte é um fenômeno universal e inevitável, que provoca sentimentos de pavor e medo em pacientes moribundos, assim como em suas famílias e nos provedores de cuidados de saúde.[...] Médicos, profissionais de saúde mental e líderes espirituais envolvem-se em situações de cuidados terminais, e cada vez mais pessoas morrem em cenários de hospitais ou asilos, em vez de em casa. Isso coloca a comunidade médica diante de decisões sobre quando e como a vida deve terminar. De maneira semelhante, o papel dos médicos com relação aos impulsos suicidas de seus pacientes está se tornando mais complexo. Em vez de se posicionarem uniformemente ao lado de preservar a vida e prevenir o suicídio, hoje são chamados em certas circunstâncias em nome da compaixão e da dignidade a ajudar certos pacientes a realizar seus desejos suicidas "[16]

[16] KAPLAN E SADOCK– Compêndio de Psiquiatria– 9a Edição. 2007 pg. 77

Morrer! Fato que em sua iminente chegada traz consigo uma enxurrada de perguntas.

Se você fosse um paciente terminal, o que sentiria e como conviveria com a dor e o sofrimento? O seu sentimento e atitude diante de um diagnóstico de doença terminal será de autocomiseração, isolamento e lamentação o dia inteiro, chorando e manipulando as pessoas em sua volta? Será que você teria a lucidez de aproveitar os dias que lhe restam da melhor forma possível? Seria capaz de conversar abertamente com as pessoas da sua convivência, principalmente familiares, sobre o seu diagnóstico, pensamentos e emoções? Maquiaria os últimos momentos da sua vida não encarando a certeza do fim? Na proximidade da morte, rejeitaria o sofrimento final, sem lutar pela vida? Tentaria abreviar os dias que lhe restam?

Como pessoa, tentando responder as questões acima, vejo, no exato momento, que abreviar os dias que me restariam seria pouco provável para mim, pois considero a vida algo de grande valor e não me permito decidir antecipar seu fim. Não posso ter certeza de nada, pois certas atitudes só sabemos que as teremos quando passamos pela situação, mas acredito que a aceitação da morte é o primeiro passo para atravessar essa passagem em paz e sem medo. Confiar em Deus como uma criança que se lança nos braços do Pai.

O RELÓGIO EM MINHAS MÃOS?

Como médica, desejo ser sensível à dor e conflitos que se passam no coração do paciente terminal. A melhor forma de agir é medicando para controlar a dor física e dando total atenção ao ouvir e interagir com o paciente, valorizando-o como pessoa. Me posicionar contribuindo para aliviar a sua dor emocional; não omitindo a verdade, mas revelando-a com leveza e carinho. Me nivelando ao paciente, sem "ar de dono da verdade", deixando a esperança da vida afofar seu travesseiro e me colocando como aliada no processo de aceitação do inevitável.

Aproveito aqui para dizer que vi alguns casos de pessoas que estavam esperando a morte eminente, pelo diagnóstico médico. Porém, tiveram a bravura de lutar pela vida e assim conseguiram se recuperar por mais algum tempo, mesmo com qualidade de vida diminuída, puderam ser felizes em conviver um pouco mais com as pessoas amadas. Isso é um exemplo a seguir, uma possibilidade.

Vi também vários pacientes passarem meses na UTI, em ventilação mecânica e alimentação enteral, sem condições de reagir, alguns em coma, outros, porém, necessitando de sedação para aliviar o sofrimento de quem não tem força para respirar, nas doenças neuromusculares ou pulmonares terminais. É muito doloroso ver o quadro dessas pessoas agonizando dia a dia. Qual o sentimento dos seus familiares e do próprio paciente nestas circunstâncias? É lícito desligar os aparelhos? Nesse caso, seria eutanásia ou ortotanásia? E manter ligado, seria distanásia?

É necessário esclarecer os temas complexos em relação à morte do paciente. Eutanásia, distanásia e ortotanásia que são conceitos muito discutidos no contexto da ética médica. Em geral, a eutanásia ("antecipar a morte"), é proibida por lei na maioria dos países, enquanto a distanásia ("morte lenta, com sofrimento") é considerada uma má prática da Medicina, e a ortotanásia ("morte natural, sem antecipação ou prolongamento") é uma boa prática, sendo a sua realização recomendada durante os cuidados de pessoas com doenças incuráveis e terminais ("cuidados paliativos").

Não é minha intenção abordar cansativamente esses termos e conceitos, pois seria muito difícil falar em poucas palavras sobre assunto tão relevante e polêmico. Além do aspecto médico, existe também a avaliação ética e legal e isso foge completamente ao contexto desse livro. Considero importante explicar que na prática da Medicina é difícil muitas vezes discernir quando se está praticando ortotanásia ou distanásia, por exemplo, mantendo ventilação mecânica por tempo indeterminado e sem expectativa de vida.

Qual o momento e em que circunstâncias se pode desligar os aparelhos (desmame ou extubação terminal)? E na hora da emergência, como tomar a decisão correta de realizar reanimação cardiopulmonar (RCP), entubar ou não entubar um paciente com câncer avançado? Manter a ventilação ou não em um paciente com encefalopatia anóxica (sem interação da consciência) e/ou em doença terminal? E a morte cerebral, se houver engano nessa avaliação ou a família não concordar em desligar os aparelhos? E a questão do transplante e doações de órgãos, ou uso de células-tronco de embriões congelados? Aonde começa e termina a autonomia da Medicina? O médico tem poder para decidir o momento da morte desses pacientes? Qual o pensamento e sentimento do paciente, familiares e do próprio médico a respeito do sofrimento e terminalidade da vida? É preciso tempo, paciência e muito diálogo para discutir as questões enunciadas. Porém, para nos ajudar a compreender melhor tudo isso, outros conceitos precisam ser esclarecidos:

> "Eutanásia é definida como um ato deliberado do médico para causar a morte do paciente[...] considerado irreversivelmente doente e disfuncional, a prática tem sido chamada de "morte de misericórdia". Com base na ação do médico e da condição do paciente, diversos tipos de eutanásia foram descritas: eutanásia ativa, na qual o médico planeja tirar a vida do paciente para aliviar ou evitar sofrimento incontrolável; eutanásia passiva, na qual o médico recusa medidas de sustentação da vida artificiais; eutanásia voluntária, na qual a pessoa que está para morrer é competente para dar consentimento e o faz; e eutanásia involuntária, na qual a pessoa que está para morrer é incompetente ou incapaz de dar consentimento. Eutanásia pressupõe que a intenção do médico é ajudar e incentivar o desejo de morrer do paciente." [...]
>
> "Suicídio assistido é a comunicação de informação ou meios que permitem que tal ato aconteça".[...] "Os médicos são obrigados a aliviar a dor e o sofrimento e a promover a dignidade e autonomia de pacientes à beira da morte sob seus cuidados. Isso inclui fornecer tratamento paliativo mesmo que este possa acelerar a morte. No entanto esses profissionais não devem realizar eutanásia ou participar de suicídio assistido. Apoio, conforto, respeito pela autonomia do paciente, boa comunicação e controle adequado da dor podem diminuir a exigência por eutanásia e suicídio assistido. Em certas circunstâncias definidas com cuidado, é humano reconhecer que a morte é certa e o sofrimento é grande."[17]

A eutanásia e suicídio assistido são ilegais no Brasil, apesar de serem permitidos em alguns países europeus e estados americanos. A polêmica maior desses atos se manifesta na incapacidade do homem decidir quando e como alguém deve morrer, apesar de perceber e ter compaixão pelo sofrimento de tantas pessoas com doenças crônicas e incapacitantes, muitas vezes acompanhadas de dores intensas. O ser humano não tem domínio sobre aspectos inerentes à vida e que se apresentam, por vezes, envolvidos em temáticas de fundos espiritualistas. Não é fácil! No meu contexto de vida e experiência com o senhor Morte, entendi que a tendência pessoal é dizer não a ele. Minha vontade é destruí-lo, se assim fosse possível. Muitas vezes, quando vivendo essa batalha contra a morte assistia alguém morrendo, fosse na UTI, ou na sala de Emergência do Hospital onde trabalhava, me entristecia e me angustiava com um sentimento de impotência e frustração.

[17] *Compêndio de Psiquiatria. KAPLAN e SADOCK. 9a Edição. pgs. 1442-1443*

Não julgo ou recrimino quem viaja para a Suíça, por exemplo, para realizar esse tão polêmico suicídio assistido. Lamento que essas pessoas estejam vivendo um sofrimento físico ou emocional tão intenso, que preferem dar fim à dor dessa forma. Isso não quer dizer querer morrer, e sim, não consigo viver de forma tão sem qualidade ou perspectiva de melhora.

Se eu pudesse dissuadir alguém quanto a essa decisão, buscando encontrar sentido na vida, mesmo diante de seu quadro clínico terminal e sofrido, assim faria. Acredito que é possível ter um olhar diferente para o sofrimento, como uma oportunidade de avaliar a própria vida, resgatando o seu valor e significado. Talvez, descobrindo tesouros escondidos em meio à dor! Talvez...

Uma questão se faz necessária: Deus existe? E se existe, seria esse o momento propício de buscá-Lo? Acredito que a fé em Deus pode fazer toda a diferença nessas circunstâncias. Aqui cito duas porções das escrituras, que dizem:

> "Quando vocês me buscarem, me encontrarão. Sim, quando me buscarem de todo o coração e em primeiro lugar, dou a vocês a certeza de que não vão se decepcionar."
>
> "Venham a mim, todos os que estão cansados e sobrecarregados, e eu darei descanso a vocês."[18]

Ainda temos outros casos, como o suicídio em pessoa sem doença terminal, geralmente associado à depressão ou outro desequilíbrio psíquico, um grito de socorro de quem está preso numa dor emocional intensa, e não consegue raciocinar ou sentir apoio ao seu redor. O que percebe são perseguições, medos, culpas ou alucinações. Temos também as pessoas que perdem seus entes queridos na loucura do suicídio. Como conviver com essa dor? Tantas perguntas sem respostas, dores percebidas em vários graus de intensidade! Qual o sentido da dor e sofrimento humano? Como vivenciar o caos dessas sensações e reações humanas que se propagam na unidade da vida de cada um de nós?

Renovar as forças e a esperança a cada amanhecer, aprendendo a praticar os verbos viver e amar é um desafio. E quando chegar a hora final, se deixar levar pelo verbo morrer, e se possível, em paz e com dignidade, seria uma capacidade que todos almejamos. Mas nem sempre conseguimos.

---

[18] *Jeremias 29:13 e Mateus 11:28 NVI*

ESTÁGIOS DA MORTE IMINENTE

"Se quiseres poder suportar a vida, fica pronto para aceitar a morte."
Sigmund Freud

Compreender o processo vivencial da morte nos fortalece no momento que temos que enfrentá-la, pena que só procuramos por essa compreensão após sermos abordados por um risco eminente ou por uma perda já vivida. Veremos então, baseado no modelo de Elisabeth Kubler-Ross, citado no Compêndio de Psiquiatria de Kaplan e Sadock, os cinco estágios da morte iminente:

Estágio 1 – Choque e negação: Quando informadas de que estão morrendo, as pessoas geralmente reagem com choque. Parecem confusas a princípio e se recusam a acreditar no diagnóstico, podendo vivenciar a negação da existência de algo errado. A função do médico é transmitir aos pacientes e aos seus familiares, com clareza e respeito, informações básicas sobre a doença, prognóstico e as opções de tratamento. Prevendo as reações emocionais dos pacientes, devemos assegurar que eles não serão abandonados.

Aconteceu comigo: No caso do quase afogamento do meu filho, citado anteriormente no capítulo 4, eu passei por um breve momento de negação, quando não o reconheci. Olhava e não via que se tratava do meu filho. Para mim podia ser qualquer criança, menos o meu filho. Só durante a reanimação é que acordei em meio ao choque e vi que se tratava dele.

Estágio 2 – Raiva: As pessoas ficam frustradas, inconformadas e cheias de raiva por estarem doentes. Surge a pergunta: "Por que eu?" E elas buscam um culpado para seu sofrimento.

Aconteceu comigo: No período de luto do meu pai, fiquei com raiva, me tornei uma pessoa tipo "pavio curto", acho até que esse comportamento aconteceu com toda a família! Na época dessa perda eu não tinha consciência dessa raiva oculta. Entendi recentemente que meu jeito de agir (ou reagir), por vezes irreverente e impulsivo, estava associado à mágoa por meu pai ter sido levado tão cedo pelo senhor Morte. Arrastei essa raiva para dentro do meu "temperamento". Quando me avaliei e admiti esse trauma não percebido, me tornei uma pessoa mais leve, menos exigente comigo mesma e com os outros.

CP 2026/02/12 Print 19 WMG_9788582651124_miolo

Estágio 3 – Barganha: Os pacientes buscam negociar com o médico, as pessoas mais próximas ou até com Deus. Querem trocar a cura por promessas. Até buscam novos tratamentos e pesquisas, um jeito de serem curados. Não aceitam a morte.

Aconteceu comigo: Durante período da doença da minha tia Osarina, todos da família procuravam alternativas e receitas que pudessem ajudar na cura dela. A perplexidade da doença sem cura, a dor da perda tão próxima que dificulta a aceitação do inevitável. No desespero, foi considerado inclusive tratamento em outras localidades, mas com o tempo, foi vivenciado o aceitar a realidade.

Estágio 4 – Depressão: A depressão pode ser consequência dos efeitos da doença sobre suas vidas ou uma reação antecipatória a perda da vida que acabará acontecendo. Os sintomas de retraimento, retardo psicomotor, desesperança, alterações no sono, às vezes, ideias suicidas, etc.

Aconteceu comigo: Meu irmão vivenciou a desesperança, a certeza da doença sem cura e a solidão da dor que o envolvia. Se rendeu ao senhor Morte com resignação e tristeza, sem forças para lutar. Eu partilhei com ele a sua dor, queria mudar aquele quadro clínico, mas nada podia fazer como médica. Então, fiz o que podia fazer como irmã, ficar ao lado dele e falar do senhor Vida. Com o decorrer do tempo ele foi conhecendo o senhor Vida, aliviando seu fardo, descobrindo o amor daqueles que todos os dias estavam ao seu lado... e houve serenidade na partida! Ele havia se encontrado com o Autor da Vida antes do encontro com o senhor Morte.

Estágio 5 – Aceitação: Os pacientes compreendem que a morte é inevitável, e acabam tendo que aceitá-la. Muitas vezes, aproveitam esse tempo para resolver suas pendências de afetos e relacionamentos, e podem ter momentos felizes, de significados relevantes, mesmo no final da vida.

Aconteceu comigo: Na história da Maria ("Ia"), a minha babá, que depois se tornou babá do meu filho mais velho, vivenciamos a aceitação. Ela tinha muito medo de morrer. Durante toda sua vida, ela manifestava esse temor infantil, mas, quando adoeceu, apresentando rouquidão e perda de peso, foi diagnosticada com câncer no pulmão e derrame pleural hemorrágico. Um dia ela teve um sonho e contou para mim. Nunca esqueci! Ela via uma pessoa com jaleco branco e no seu bolso estava escrito Jesus;

essa pessoa chegava junto a ela para falar algo, e antes que isso acontecesse, ela acordou. Queria saber o significado do sonho. Eu falei que Deus, talvez, poderia estar dizendo que ela seria curada ou que Ele estaria com ela na hora do encontro com o senhor Morte. Ela aceitou a minha explicação e ficou em paz. Pouco tempo depois, precisou ser internada para fazer um procedimento cirúrgico. Estava calma e sem medo! No dia seguinte à cirurgia, faleceu.

É muito melhor saber a verdade, se preparar para o fim e deixar seu legado de maneira saudável. Conhecer o ciclo da morte ajuda a administrar melhor momentos difíceis, seja conosco ou com pessoas do nosso círculo de convivência.

E DEPOIS?... O DEPOIS.

> *"Então o nosso corpo voltará para o pó da terra, de onde veio, e o nosso espírito voltará para Deus, que o deu."*[19]

> *"Estou morrendo, meu fôlego de vida está sumindo, sei que chegou meu fim... não tenho medo, pois creio na vida eterna e no encontro com o Construtor da vida após a morte física. Penso que existe um lugar de reencontro com as pessoas que já se foram antes de mim. Será o momento de celebração da vida, sem dor no corpo imortal e incorruptível, onde a perfeição vai ser concretizada, sem guerra, ódio ou maldade! Adeus, as lágrimas da dor e o sofrimento da morte não vão mais existir..."*

E se vejo esse pensamento como imaginação humana que não aceita a finitude? Qual o sentimento ao final da vida? Cessação da consciência pura e simples, ponto final? Transformação dos componentes do corpo em decomposição, para recriação de outro ser vivo? Sei lá, sei não! A mente cósmica que se reúne à criação? Misticismo e perguntas sem fim.

É aí que surge outra pergunta: o que é o espírito? Ele vai ressuscitar ou deixar de existir, se misturando com a natureza? Qual a importância da espiritualidade no desfecho da vida? Faz diferença valorizar a fé no espiritual em suas várias formas de vivência? Na minha experiência profissional vejo que a fé em um poder superior, seja de forma pessoal,

[19] *Eclesiastes 12:7 NTLH*

com nome próprio, Jesus Cristo, ou seja em um Deus impessoal, como uma força invisível, energia; ambos os formatos contribuem para uma melhor evolução do paciente.

Outra coisa que melhora o prognóstico é ter um sentido na vida, alguém para quem vale a pena viver ou um sonho de algo que se espera ainda realizar... O organismo do ser humano pode reagir de forma positiva adiando o fim? Será? Você acredita? Algo interessante para se pensar e considerar.

> "As descrições de experiências de quase-morte costumam ser notadamente semelhantes, podendo envolver casos nos quais a pessoa relata ter enxergado seu corpo e ouvido conversas; sensações de paz e tranquilidade; ouvir um ruído distante; entrar em um túnel escuro; deixar o corpo para trás; encontrar parentes mortos; enxergar seres de luz; retornar à vida para terminar seus inacabados; e uma tristeza profunda ao se recuperar e sair da nova dimensão. Quase sempre, é uma experiência de paz e amor que parece real para os participantes, que a distingue de sonhos e alucinações. Esses acontecimentos podem provocar mudanças radicais no estilo de vida. Como são amplamente relatados na imprensa popular, os pacientes podem querer discutir esses eventos com seus médicos."[20]

Pensando com o Coração | E Quando o Sr. Morte Acenar?

> *"O fim da esperança é o começo da morte."*
> Charles de Gaulle

Penso aqui com o meu coração que, quando eu fracassar, não devo desistir, pois os muitos erros me impulsionam em direção dos acertos; olhar nos olhos de cada pessoa que eu amo e dizer o quanto ela tem valor e é importante para mim, não devo deixar para amanhã...

Olhar para minha história e ter consciência de que eu aprendi sobre a essência da vida, e que apesar de ter cometido muitos erros, eu descobri o significado da gratidão e do contentamento, isso para mim é muito importante. Ter a sensação de que fiz o meu melhor e vivi com toda intensidade

[20] KAPLAN E SADOCK– Compêndio de Psiquiatria– 9a Edição. pg. 77.

do meu ser. Que não me isolei ou me escondi com medo de julgamento, mas fui autêntica e espontânea o mais possível, abracei e brinquei com meus filhos, valorizei meu marido e apreciei cada instante que vivi com pessoas amigas, isso não tem preço. Que dei atenção a quem se sentia desprezado, ou seja, pude estender a mão a quem precisava de ajuda, que a minha vida teve significado e foi bem vivida, isso é a mais cara herança!

Então, hoje o senhor Morte se tornou meu amigo. Como assim? Simplesmente porque, quando eu olho para ele, eu valorizo mais a vida e volto a ser criança. Alguém que vive o agora, sem prisões de comparação ou necessidade de ser perfeita, confiante e sem o peso de censuras paralisantes. Eu sou uma pessoa que ama a vida, mas tenho convicção que o meu encontro com o senhor Morte só acontecerá no dia que Deus quiser. Essa é minha fé! E quando esse dia chegar, Ele estará comigo e o "Seu Amor lançará fora todo o medo". Essa é minha crença!

Na verdade, já vi várias pessoas que tinham muito medo de morrer se livrarem desse pavor no momento em que estão partindo. É como se o senhor Morte chegasse junto com Deus... e Deus trouxesse uma paz e serenidade que tira qualquer angústia e insegurança na hora dessa passagem! Acredito que Deus fala ao coração daqueles que confiam Nele e prepara cada um, sem distinção, para o abraço com o senhor Morte.

Na hora da morte o que nos conforta são as boas lembranças, a presença de pessoas amadas, os carinhos, enfim, os relacionamentos que foram construídos em amor. O mais doloroso é ver pessoas que nesse momento tão delicado não recebem visitas, são abandonadas na hora da partida. Nesse momento se percebe que bens materiais não tem tanto valor, porém, o mais importante é invisível aos olhos como bem dizia Antoine de Saint-Exupéry, autor do Pequeno Príncipe!

Mas esse fato suscita muitas questões, como por exemplo, porque essa pessoa está tão só? Ela não amou de verdade? Ela não formou laços de afetos, não criou raízes, e por isso não é amada? Ou será que as pessoas com quem ela conviveu é que são ingratas? Ou talvez, a família era pequena e portanto já se acabou e ela ficou só? E os seus amigos, onde ficaram? Será que ela não criou laços de amizade? Será que ela viveu só, sempre só, isolada do mundo e de todos? Será que isso é bom? Será que não é melhor ter companheiros com quem dividir suas dores? Será que não é melhor tirar a capa e ser sincero e vulnerável, constituir relacionamentos que não se rompem com facilidade? E no último momento ter apoio de alguém, que te dá força para atravessar essa passagem? É isso aí! Muitas coisas para se pensar com o coração.

É muito bom fazer perguntas... Perguntas, e mais perguntas! E essas perguntas é que vão trazer a nossa mente e ao nosso coração as reflexões e as possibilidades. Isso nos equilibra e nos direciona para o que é melhor, para a realidade da vida bem vivida!

Quem não pergunta, não aprende. Por isso é bom perguntar. Admitir que não sabe de nada, ou quase nada! Aprender sempre é bom, e quanto mais nós aprendemos, mais crescemos e entendemos quem somos! O crescimento, apesar de por vezes ser doloroso, é muito bom, é bom demais!

Decidir a partir da dor

Faça Perguntas Sempre

A forma de cada pessoa lidar com a Dor e a Morte é algo muito pessoal. Enquanto uma busca a compreensão para chegar à aceitação, outra procura evitar contato, ou tenta fazer uma maquiagem para que ela pareça menos assustadora. Há quem encare a morte como processo natural, que alivia as dores e cansaço da vida.

Quando se pensa sobre a morte, é frequente encará-la como uma passagem para outra dimensão. O que mais apavora é o medo do sofrimento que a acompanha, e a dor da separação. Por que fugir do sofrimento e não enfrentá-lo? Não seria melhor refazer a pergunta: 'para que o sofrimento'? Outra postura seria tirar proveito de algo que ele pode me ensinar. E você, o que pensa de tudo isso?

Da minha parte, eu paro, reflito e me faço perguntas, mesmo sem obter todas as respostas... escrevo sobre meus pensamentos, emoções e sentimentos, pois isso é liberdade. É Escrita Terapêutica.

Estou feliz em ruminar essa temática, fazendo perguntas e escrevendo, aprendendo as várias abordagens da dor e morte, conhecendo melhor minhas reações. E numa manhã ensolarada, lembrei de um verso do salmista que fala de louvor e tempos difíceis: "Mas eu cantarei louvores à tua força; de manhã louvarei a tua fidelidade, pois tu és o meu alto refúgio, abrigo seguro nos tempos difíceis".[21]

[21] Sl 59:16 NVI

Questões residuais

Quem sou eu? De onde vim? Por que vim? Para onde vou? Você já se perguntou? Que devo fazer? Comer, beber, dormir? Interrogações, e mais interrogações. E no encontro? O que vou dizer? Que direi? Encontrarei resposta satisfatória na hora da verdade? Amei o bastante? O quanto podia amar? Perdoei quem precisava do meu perdão? Compreendi quem precisava da minha compreensão? E quando a morte chegar, quais serão os meus últimos pensamentos? Como estarei me sentindo? O que posso fazer hoje para que eu esteja em paz quando a morte chegar? Eu posso adiar esse desfecho? O que vou dizer? E eu, que levei a vida de qualquer jeito? Que me desgastei como alguém sendo levado pela correnteza de um rio ou nadei, lutando para fazer o meu próprio caminho? Que será de mim? E se no momento final me arrepender de algo que não fiz, como por exemplo, valorizar meus relacionamentos, me arriscar mais e vencer meus medos, perseverar e buscar a realização dos meus sonhos? Grandes questões!

DES-POEMÁTICA

O QUE ACONTECE APÓS A MORTE!?

29/11/1978

Caso encerrado.
Show terminado.
Ação consumada.
Vazio deixado...
Tudo já é passado!!

Foi dito...
"Com o suor do seu rosto
Você comerá o seu pão,
Até que volte à terra,
Visto que dela foi tirado;
Porque você é pó,
E ao pó voltará".[22]
E feito será!!!

A morte chegou,
Fechou o caixão,
O corpo foi enterrado,
Ou, será que foi cremado?
Que diferença fará?

Morreu, morreu, morreu!
E depois?
Posso crer na Ressurreição,
Pois A Vida falou...
"Eu sou a ressurreição e a vida;
Quem crê em mim,
Ainda que morra, viverá;"[23]

---

[22] Gênesis 3:19 NVI
[23] João 11.21-26

OITAVO ENCONTRO:
SENHORA DOR, AMIGA OU INIMIGA?

"Enquanto não atravessarmos a dor de nossa própria solidão, continuaremos a nos buscar em outras metades. Para viver a dois, antes, é necessário ser um."

Fernando Pessoa

Um novo olhar para a vida e o mundo, com mais leveza, menos cobrança. Tudo muda e gira rapidamente. Assim como a água do rio vai passando e não volta, o jeito de olhar a dor também muda. Neste capítulo vou discorrer sobre as várias faces da dor e avaliar os vários tipos de dores, finalizando com um poema que fala da dor como minha amiga, para suavizar um tema tão dolorido.

DEFINIÇÃO DE DOR

"A dor não surge apenas por estimulação periférica, mas também por experiência da alma, que reside no coração» (Platão).

> "A dor é uma sensação desagradável localizada em alguma parte do corpo. Com frequência é descrita em termos relacionados com processos penetrantes ou destrutivos dos tecidos (p. ex., em punhalada, em queimação, em contorção dilacerante, compressiva) e/ou com uma reação corporal ou emocional (p. ex., pavorosa, nauseante, debilitante). Além disso, qualquer dor de intensidade moderada ou intensa é acompanhada de ansiedade e do desejo de escapar da sensação ou de interrompê-la. Essas propriedades ilustram a dualidade da dor: é tanto uma sensação quanto uma emoção."[24]

[24] Harrison– Medicina Interna, 18ª. Edição, 2013, pg.93

Traduzindo, dor é uma coisa que acontece no nosso corpo, que nos chama atenção e mostra que tem alguma coisa errada, que preciso de ajuda e alívio.

A dor que sufoca, que aprisiona e deixa a gente mal, a ponto de sentir um frio que começa no peito e me faz suar, chorar, gritar, sei lá... quando muito intensa pode trazer um sentimento de desespero e morte: "*Doutor, me ajude a me livrar dessa dor, eu não aguento mais, descubra a causa, me trata, me salva, não quero morrer...*" ou "*Doutor, se essa dor não passar, eu prefiro morrer...*"

A IMPORTÂNCIA E SIGNIFICADO DA DOR

> "A Medicina tem por objetivo preservar e restaurar a saúde, bem como aliviar o sofrimento. O conhecimento sobre a dor é essencial a esses dois propósitos. Por ser universalmente considerada como um sinal de doença, a dor é o sintoma que mais comumente leva um paciente a procurar auxílio médico. O sistema sensorial relacionado com a dor tem a função de proteger o corpo e manter a homeostasia. Essa tarefa consiste em detectar, localizar e identificar os processos que estejam causando ou possam vir a causar lesão tecidual. Como diferentes doenças produzem padrões típicos de lesão tecidual, o caráter, a evolução cronológica e a localização da dor do paciente, constituem indícios diagnósticos importantes. É obrigação do médico proporcionar o alívio rápido e eficaz da dor".[25]

Existe uma doença congênita e hereditária, Síndrome de Riley-Day, que causa uma desordem no sistema nervoso autônomo, o seu sintoma principal é a insensibilidade à dor. Não existe cura para essa doença. E o seu tratamento é importante na prevenção de acidentes. Cortes, fraturas, queimadura, choques... as pessoas acometidas não conseguem prever nada disso, pois lhes faltam o radar que evita os acidentes, a Dor. A dor que impede que batam seus membros com força em uma parede e fraturem seus ossos, a dor que avisa que o fogo queima, a dor que sinaliza que um

[25] Harrison– Medicina Interna, 18ª. Edição, 2013, pg.93

objeto pode perfurar sua carne, etc. Elas se machucam com frequência, sem perceber. Também não possuem a condição de diagnosticar uma doença infecciosa, por exemplo, por lhes faltar o sintoma que avisa que algo está errado em seu corpo, a dor. Portanto, atualmente um recém-nascido com essa patologia tem 50% de chance de chegar aos 30 anos.

Também existe uma doença adquirida e contagiosa, chamada Hanseníase, a famosa Lepra, tão mencionada na história. Essa doença foi durante muito tempo incurável e mutiladora, causa de isolamento dos pacientes em leprosários ao longo da história. Pessoas com essa doença eram consideradas impuras e não podiam conviver com pessoas saudáveis. Que estigma terrível, uma verdadeira maldição. Ela é caracterizada pelo comprometimento dos nervos periféricos, promove perda de sensibilidade cutânea térmica, dolorosa e/ou tátil, o que pode gerar incapacidades físicas permanentes, principalmente em mãos e pés. Uma doença que compromete nossa capacidade de sentir dor cutânea.

> "Não sentir dor é regredir na escala da evolução, pois a dor é um alerta. 80% das pessoas que procuram atendimento médico estão com algum tipo de dor. Se elas não sentissem, não se dariam conta de que estavam enfermas, não se tratariam. E a sobrevivência humana estaria em sérios apuros".[26]

Baseado nesses conceitos, podemos entender que a Senhora Dor pode ser, e é, muito mais nossa amiga que inimiga. Ela é uma pessoa muito importante, uma verdadeira conselheira, que nos leva a procurar ajuda médica para descobrir e tratar o vilão que está causando danos no nosso corpo, além de se tornar uma protetora de nossa integridade física e emocional.

ORIGEM DA DOR

Ruptura, quebra, queimação, morte de células afetadas por algum tipo de agressão. Existem três formas básicas de desencadear a sensação de dor: através da liberação de substâncias químicas após lesões físicas, nas alterações mecânicas ou térmicas nos terminais nervosos e no processo inflamatório no nosso corpo. Observe que essas três situações que originam a dor são agressões ao bem estar do nosso corpo.

---

[26] Frank Vertosick, neurologista e autor do livro: *Why we Hurt*, sem versão em português, "Por que sentirmos dor?"

Mas agora não quero falar a partir da argumentação da Medicina e sim do ponto de vista existencial. Vou contar uma história inspirada em textos judaicos:

> "Deus, ao criar o homem e a mulher, e todos os seres vivos, mantinha um relacionamento perfeito com a sua criação. No entardecer, Deus vinha visitá-los e conversar com eles todos os dias. Que privilégio, que alegria! Mas algo aconteceu que quebrou essa união, a conexão entre o homem, mulher e Deus se desfez. O homem e a mulher desentenderam-se com Deus e um grande vazio surgiu no interior do ser humano, Dor! Ela se apresentou de mãos dadas com o Sr. Morte. Porque a Dor nada mais é do que a quebra das conexões entre o ser humano e a vida".

Se pararmos para pensar, vamos entender o motivo da fome insaciável por amor, atenção, senso de valor e relacionamentos, de todo ser humano. Aquele nó na garganta, o aperto no peito, a sensação de angústia, nada mais é que o vazio no interior do homem, pela perda da conexão com Deus, ou com a sua essência, como preferir.

Ruptura, destruição da ponte que nos unia à Vida. O homem quis tomar o lugar do Criador e causou uma ferida aberta que só pode ser sarada em seu reencontro com a Gênese da Vida. Essa é a Dor existencial mais presente no ser humano, a ausência de significado, pois a real significação do homem se perdeu quando ele, no seu desejo insano de adorar seu próprio EU, queimou o que há de sagrado, seu elo com a Vida Complexa, com toda a cadeia e ramificação que nutre e preserva a vida, com o Jardim e com o seu Jardineiro.

Na presença, o pouco caso. Na ausência, a saudade e a dor. Na proximidade, o desvalor. Na distância, a valorização que se perde nas malhas do esquecimento precoce.

É fato que as dores têm raízes mais fáceis de identificação da sua origem, como também nascem a partir de questões mais imateriais e de difíceis localizações e explicações. Por isso, veremos a seguir os tipos de dores enumeradas a partir da visão científica.

TIPOS DE DOR

Vamos agora distinguir os tipos de dores, porque acredito que saber sobre um assunto nos ajuda a lidar melhor com ele.

1. A dor pode ser localizada ou difusa. Quando localizada, se restringe a uma região específica do corpo, exemplos: um corte no pé ou uma queimadura na mão. Um exemplo de dor difusa: fibromialgia, dor que ocorre nos tecidos fibroso e muscular de diferentes partes do corpo.
2. A dor aguda acontece por um período curto e transitório, e na maioria das vezes tem causas de fácil identificação. Essa dor funciona como um sinalizador do corpo para lesões em tecidos, inflamações ou doenças, localizada no início e depois capaz de se tornar difusa.
3. A dor crônica é aquela que excede seis meses, podendo ser persistente e/ou intermitente. Geralmente está associada a um processo de doença crônica. Exemplo: artrite reumatoide.
4. A dor cutânea ocorre numa lesão dos receptores sensoriais na pele (terminações nervosas) que envia sinais que causam a percepção da dor, ativada nos tecidos cutâneos inferiores. São as dores localizadas e de curta duração, como queimaduras de primeiro grau e cortes superficiais.
5. A dor somática ocorre nos ligamentos, ossos, tendões, vasos sanguíneos e nervos. Poucos receptores de dor nestas regiões produzem uma sensação incômoda, mal localizada e de maior duração. Exemplo: fratura da perna ou torção no tornozelo.
6. A dor visceral tem origem dentro dos órgãos e cavidades internas do corpo. O menor número de receptores sensoriais nestas áreas produz uma sensação dolorida e de maior duração do que a dor somática, muito difícil de localizar – sendo muitas vezes associada a partes do corpo totalmente diferentes do local da lesão pelo paciente. Exemplo: o ataque cardíaco que pode causar dor no ombro, pescoço, estômago, braço e na mão.
7. A dor recorrente ocorre em curto período de tempo, mas se repete diversas vezes. Exemplos: enxaqueca e cólica menstrual.

8. A dor neuropática é causada por lesão de nervos periféricos ou no sistema nervoso central (SNC). É uma dor de intensidade moderada a severa, e resistente ao tratamento, sendo descrita como formigamento, queimação ou parecida com choque elétrico, e ocorre ao menor toque. Exemplos: trauma de medula ou nervo periférico e lesão vascular no SNC.

9. A dor psicogênica é uma dor que se apresenta relacionada a fatores psicológicos em um ou mais locais que não é inteiramente explicada por uma condição médica ou neurológica não-psiquiátrica. Ela está ligada a sofrimento emocional e a perturbação do desempenho.

A dor puramente física pode ser difícil de se distinguir da dor apenas psicogênica, em especial porque ambas não são mutuamente exclusivas.

A dor física pode ser intensificada por influências cognitivas, psíquicas e circunstanciais. Se a dor não tem essa variação na intensidade e não é aliviada com medicamentos ou distração, existe a possibilidade de ser psicogênica.

O clínico não pode desprezar a queixa do paciente, mesmo ao suspeitar que a dor está associada à ansiedade e depressão.

DOR EMOCIONAL

A palavra Dor, etimologicamente, tem origem no latim "*dolore*". Sofrimento moral, dó, pesar, compaixão, mágoa, aflição. É também a emoção típica de uma tristeza profunda que pode causar choro.

Entendo que essa dor está fortemente relacionada à própria identidade de cada pessoa desde a sua formação e seu nascimento. Afinal, a maneira como ela foi cuidada e amada na fase da primeira infância vai ser a base da sua estrutura emocional, vai determinar atitudes e comportamentos diante de circunstâncias diversas e diante de seus relacionamentos, pode inclusive proporcionar uma perspectiva positiva ou negativa da vida.

É fato que algumas crianças reagem de forma diferente ao mesmo acontecimento traumático, gerando uma conformação que pode aprisionar ou deformar a personalidade e emoções da criança. Quando ela se torna muito passiva, a dor se esconde dentro dela, com medo de se expor, podendo se tornar apática (deprimida) ou agressiva e ansiosa. Por outro lado, quando a criança é proativa e reage (conseguindo se expressar) às pressões exercidas sobre ela e se recupera rapidamente, enfrentando suas dores e seus medos, ressignificando cada situação vivida de forma mais positiva, ela se torna mais resiliente e bem resolvida.

Também devo dizer que existem situações específicas que são gatilhos comuns na experiência da dor emocional. Por exemplo: rejeição, luto, crítica ou desaprovação, decepção amorosa... quase sempre causam intensa dor, trazendo a sensação de angústia, agonia da alma ou sentimento de inadequação.

Na Cardiologia existe uma doença chamada Síndrome do Coração Partido ou Síndrome de Tokotsubo; essa doença se confunde com Infarto Agudo do Miocárdio(IAM). Ela acontece em mulheres, após um grande *stress* ou crise emocional muito forte. Se apresenta com dor no peito semelhante a dor do IAM e disfunção do músculo cardíaco, mas as artérias coronárias são normais. Literalmente o coração sofre grande aperto, que leva a uma deformação do músculo cardíaco. Em alguns casos esse quadro pode levar à morte. Esse é um exemplo de dor emocional gerando dor física de repercussão grave e de difícil diagnóstico.

A verdade é que a dor emocional é muito comum, eu diria, é inevitável, porque em qualquer momento da vida, somos surpreendidos por ela. A dor pode ser a voz do inconsciente expressando algo que está errado nas emoções. Em pessoas com conflitos emocionais escondidos ou suprimidos, não encarados de frente, a dor se torna mais intensa. Quanto menos ela for expressa, ocorre um bloqueio efetivo, que gera agressividade consigo mesmo ou com outras pessoas. Isso dá origem às várias doenças psicossomáticas.

A psicologia moderna tem desenvolvido uma forma de lidar com a dor emocional através do Desapego. O que é desapego? Desapego é um estilo de vida que treina a habilidade de não se apegar a algo ou alguém, entendendo a natureza das posses e das relações. É viver a liberdade de ser responsável por si mesmo e deixar que os outros sejam livres também. É viver o hoje sem se prender ao passado ou ter medo do que pode acontecer... A terra gira, o rio corre e tudo muda, cada dia é diferente. É preciso saber viver no presente e aceitar as perdas que não temos como evitar.

Para mim, viver o desapego é confiar em Deus e agir com sensatez e responsabilidade, um dia de cada vez.

PREVENÇÃO: POSSIBILIDADE DE ADIAR O FIM.

> *"O coração alegre aformoseia o rosto, mas com a tristeza do coração o espírito se abate[...] As preocupações roubam a felicidade da gente, mas as palavras amáveis nos alegram."*[27]

Minha personagem, Crisálida, está há nove anos no processo de metamorfose presa num "envoltório de seda", células cancerígenas espalhadas pelo seu corpo.

Em 2009, Ana Crisálida fez prevenção ginecológica e descobriu uma mancha na sua mama direita no ultrassom mamário, mas na mamografia não constatava o câncer, então, não foi solicitado biópsia. Seu diagnóstico havia sido protelado devido a uma má avaliação das imagens. Em 2010, o médico que decidiu fazer biópsia disse a ela: "Você nasceu com esse caroço? Não? Então, vamos fazer a biópsia". O resultado foi Carcinoma Ductal lnvasivo; realizou cirurgia, quimioterapia e radioterapia, mas, segundo Ana, não foi enquadrada a região axilar durante o tratamento radioterápico e as metástases proliferaram. Então, durante esses sete a oito anos, vem sofrendo com vários procedimentos cirúrgicos e quimioterapia. Atualmente, sem respostas aos diversos tratamentos, convive com o mal estar, náuseas, vômitos e cansaço. Uma luta diária contra o câncer e o desânimo que lhe angustia. Perguntei a Crisálida qual seu sentimento em relação aos médicos que falharam com ela. Sua resposta foi surpreendente: "Sou amiga deles, eles continuam cuidando de mim. Gosto de fazer "mimos" para eles com pratos especiais que faço e que às vezes levo para eles quando vou à consulta."

Ao olhar para Ana Crisálida, mesmo diante da situação difícil, que parece prendê-la no invólucro da doença, eu vejo uma mulher livre e bela como uma borboleta, pois o seu coração está cheio de amor, de perdão, de alegria e de gratidão pelo dom da vida e esperança que ela persiste em não largar. Ela renova suas forças um dia de cada vez.

A história de Ana nos alerta a fazer biópsia de qualquer "caroço"(sic) que surge no nosso corpo, onde antes não existia, mesmo nevos (sinais), aparentemente inocentes pode ser um melanoma (câncer de pele extremamente maligno). E ao realizar qualquer biópsia, não esquecer de pegar o resultado. A coragem de buscar a verdade pode ser o começo da cura, mesmo que seja dolorosa!

[27] Provérbios 15:13 ARA, Provérbios 12:25 NTLH

Outras formas de prevenção negligenciadas: atividade física regular (aeróbica e/ou anaeróbica) e alimentação saudável, evitando alimentos industrializados e "areinhas brancas" (sal, açúcar refinado e farinha).

Segundo dados da Organização Mundial de Saúde (OMS), o sedentarismo é o quarto principal fator de risco de morte no mundo. É responsável por elevar o risco de doenças crônicas não-transmissíveis, como as doenças cardiovasculares, hipertensão, obesidade, diabetes, doenças mentais (como depressão e ansiedade), câncer e osteoporose.

Diante de tudo que foi falado até agora, devo dizer que prevenção é melhor do que cura. Pois prevenção é, em certo sentido, igual a não adoecer. Como assim? Bons hábitos de alimentação, de exercícios físicos e abstenção do tabagismo evitam muitas doenças; cultivar uma atitude de leveza, não se preocupando de véspera ou se irritando com facilidade; vencer a autossuficiência ou perfeccionismo que afasta as pessoas e produz mágoas e liberação de hormônios do estresse, que corrói a alma; agir com humildade e bom humor; aprender a aceitar as pessoas com suas diferenças e singularidade; não alimentar expectativas que podem não acontecer; abrir mão de ter sempre razão em prol de ter relacionamentos firmes e duradouros. Tudo isso, entre outras coisas, são formas de diminuir o risco de adoecer.

O check-up regular para diagnóstico precoce de patologias que podem ser curadas na fase inicial e a consulta eletiva sempre que surgir algum sintoma são atitudes que evitam complicações ou sequelas indesejáveis. Além disso, igualmente importante é seguir corretamente o tratamento indicado e o acompanhamento médico, pois o índice de aderência ao mesmo é muito baixo, infelizmente. Por exemplo, mais de cinquenta por cento das pessoas com diabetes melitus não conseguem manter níveis adequados de glicemia e não é muito diferente em relação ao controle da pressão arterial.

Tem pessoas que dizem que não vão ao médico porque têm medo dele "encontrar alguma coisa". Só que esquecem que o médico só encontra "alguma coisa" se a "coisa" já existir. É melhor encontrar precocemente o que pode ser curado, que continuar na ilusão de que tudo vai bem e ser pego de surpresa quando o tratamento se torna mais difícil ou apenas paliativo.

Alguns alertas: Olhe o médico como um amigo, ele quer apenas o seu bem! Cuide da sua mente e corpo como tesouros que fazem a vida ter brilho e valor inigualável, não se desgaste desnecessariamente. Não alimente medos imaginários. Avalie seu corpo, procurando ajuda sempre que se deparar com sinais ou sintomas novos. Saia do "piloto automático".

E se durante o chekup algo "irremediável" surgir, quero lhe dizer que acredito fielmente que o Dono da vida e da morte pode lhe curar. Sou médica e acredito na ciência, mas também acredito no poder da oração, um elo forte e invisível, e é por isso que vou continuar orando por todas as Anas Crisálidas. Nós, médicos, às vezes nos surpreendemos com curas que a ciência não explica.

Viva a vida sem prisões do passado ou preocupações do futuro. Não procrastine o enfrentamento da dor, pois o medo de sentir dor pode ser mais doloroso que a dor real.

Pensando com o Coração **Conversa com a dor**

Senhora Dor, quem é você?

– Sou uma experiência física ou emocional que se manifesta como algo desagradável, tipo incômodo leve, moderado ou intenso, que às vezes pode ser sentido como uma verdadeira agonia. Este seria o clímax do meu abraço!

– Por que a senhora gosta tanto de incomodar as pessoas? Não tem mais o que fazer?

– Não é culpa minha incomodá-los; pelo contrário, quero apenas ajudá-los, mostrando que há algo errado acontecendo. Só apareço quando existe alguma lesão, doença ou dificuldade emocional. Tenho que estimular o nervo para avisar ao cérebro, e ele tomará providências para consertar o defeito, logo no começo. É justamente este o meu trabalho.

– O que as pessoas falam sobre o seu trabalho? Como é o relacionamento das pessoas com você (Dor)?

– Ah! As pessoas têm percepções diferentes quando se encontram comigo, depende do contexto que elas vivem (cultura), depende das experiências comigo na infância, como reagiram na primeira vez, se foram acompanhadas de medo ou não, superaram rápido, ou ficaram traumatizadas? Enfim, é muito subjetivo o sentimento de cada um.

Um breve silêncio se instalou e então a senhora Dor se sentiu à vontade comigo, e me perguntou:

– E você, o que sente ao meu respeito?

Êpa! Agora ela me pegou, pensei! Mas respirei fundo e ousei tentar responder.

– Eu? Quer saber!? Acho você muito misteriosa, envolvente, às vezes bondosa e outras vezes cruel. Quero lhe entender melhor. Por exemplo, entendo quando você atinge meu corpo, a Medicina explica todos os mecanismos, e nessas circunstâncias você é até bem-vinda, porque assim vou procurar ajuda para descobrir e tratar a doença. Mas, e quando você se aproxima como uma "angústia sem causa"... Qual é? Você quer me paralisar? É nessa hora que você é misteriosa!

A dor respondeu:

– Pare e pense! Quando eu atinjo suas emoções e aperto seu coração, é também para despertá-lo sobre algo que não está funcionando bem. Às vezes você está em conflitos internos, como autocomiseração, inveja, orgulho, vergonha, medo, culpa, sei lá... qualquer coisa que lhe faz muito mal. Ou então, você está com anseios externos, que depende de outras pessoas, expectativas que geram frustração ou decepção. Que tal olhar ao seu redor, observar a simplicidade do voo da borboleta pousando sobre uma flor. A dor que eu lhe causo é para você refletir e aprender a vencer suas incongruências emocionais.

E ela continuou em seu discurso "masoquista e bondoso":

– E quando não existe causa visível, é o desgaste da sua própria vida, correndo atrás do vento, querendo ultrapassar os seus limites, ou quando "puxam o seu tapete", lhe rejeitam ou perseguem, lhe magoam ou humilham... sou eu (Dor), a culpada? É claro que não! Eu só revelo a sua fragilidade, a sua indignação. É nessa hora que você tem que reavaliar e ressignificar sua vida, seus valores e se fortalecer para vencer suas dificuldades...

Cessou o papo. Preciso parar de correr atrás do vento.

Decidir a partir da dor

Abrindo a Cela

Decidi que a dor não pode me aprisionar e que eu tenho que sair da inércia e desânimo que ela pode me causar. Devo continuar me movendo para outros horizontes, onde eu possa de fato vencer essa dor dentro de mim, estou falando da dor emocional, que paralisa e bloqueia a criatividade e o amadurecimento pessoal... tenho que continuar buscando descobrir novos caminhos ou saídas para a leveza e a liberdade do meu "eu". Preciso vivenciar a dor, independente das circunstâncias serem favoráveis ou não e me ressignificar todos os dias, sabendo que a dor faz parte da vida e que, a partir dela, eu posso descobrir outras formas de encarar a vida e vencer minhas próprias fraquezas.

Enfim, entendo que uma atitude de autocomiseração, tipo ficar aguardando que a dor passe sem fazer nada para que ela vá embora não é a atitude correta. Eu devo ser proativa, percebendo os meus sentimentos e emoções, encontrando uma saída de forma intencional.

Acredito que sempre que eu sentir dor, seja física ou emocional, eu preciso procurar uma forma de tratá-la procurando um médico e buscando diagnosticar a raiz da minha dor e tratar da melhor maneira.

Questões residuais

Por que é tão difícil encarar a dor? O que atrapalha a sua caminhada? A dor lhe faz tropeçar ou lhe paralisa? Tem medo do que causa dor ou de procurar ajuda? Por que não expô-la? Temor de descobrir a verdade acerca da dor? Será mais cômodo esperar a dor passar ou sua motivação é chamar atenção de quem está perto por carência afetiva ou vínculos quebrados? Sua dor é para gerar empatia no outro, como um clamor de cumplicidade e de amor? A dor que sente no corpo provém da dor que acalenta na alma? Que mágoa ou ressentimento apertou meu coração gerando dor no peito? Por que a cabeça dói quando a raiva e o stress lhe envolvem como um novelo de lã, encobrindo seus bons sentimentos? Como vivenciar a dor de forma construtiva, restaurando a alma?

DES-POEMÁTICA

AMIGA DA DOR EMOCIONAL?

02/05/2017

Quando paro, contemplo o azul do céu...
Tão belo, que me traz paz!
Mas, se olho a rua, trânsito caótico!
Percebo a essência do contraste!
O amanhecer com o Sol brilhante!
E a escuridão do anoitecer!

A alegria lutando com a tristeza!
O prazer guerreando com a dor.
Descubro que o prazer, pode me enganar.
Se eu deixar!
O prazer me envolve numa emoção falsa,
Que termina causando dor na alma!
Dor emocional que me machuca...
Se eu mandar entrar!

Então, de repente... entendo e aprendo,
Que a dor é minha amiga! Amiga?
Sim, porque ela me faz olhar, demorado
Para dentro de mim mesma, bem fundo!
De mim mesma me inundo.

Vasculhar os meus anseios e medos,
Avaliar minha história e carências,
Equilibrar as motivações do meu coração.
Reconhecer as lutas e fragilidade
Que habitam no íntimo do meu ser!
É assim que minha amiga dor me ajuda

Me ajuda a sair da negação
Enfrentar a Verdade
E na minha fragilidade encontrar força.
Assim me levanto, continuo andando
Descobrindo realmente quem sou,
A dor me reinventou.

NONO ENCONTRO: DOR EMOCIONAL A PARTIR DE ASPECTOS COMPORTAMENTAIS

"Quando você aprende a ser feliz, não importa o que o outro esteja fazendo, você está se recuperando e aumentando as chances de outras pessoas se recuperarem também".
Devocional-MADA

Hadassa chegou tão assustada, olhar inquieto, as mãos trêmulas, exausta de tanto sofrimento. Tão bela e jovem, inteligente, mas emocionalmente confusa, ansiosa e triste. Qual o motivo de sua dor? Um sonho que se tornou pesadelo... Há vários anos havia se casado com um homem lindo, que parecia um príncipe, ela se lembrava do dia do casamento, simples, reservado, romântico, em meio à natureza, no cair da tarde. Parecia tudo tão perfeito... Mas, Xerxes, seu marido, apesar de parecer amá-la, logo se tornou diferente, com agressões verbais e, às vezes, físicas também...

Ela comentou: "*Existe um contexto de maus tratos (agressões verbais e físicas) que sofro no meu casamento e que já duram quase 11 anos. Houve um período muito difícil que me fez entrar em um quadro depressivo, de muita ansiedade, com uma imagem negativa de mim mesma (baixa autoestima), inseguranças, medos e até algumas crises de pânico. Em meio a tudo isto, comecei a ter algumas disfunções físicas como consequência. Crises de enxaqueca que poderiam se prolongar até por um mês. Nos momentos de estresse, eu tinha muitas ânsias de vômito ou crises de diarreia. Não conseguindo mais me alimentar corretamente, o meu corpo colocava tudo para fora. As crises de pânico eram acompanhadas de uma intensa taquicardia a ponto de me impedir de dormir por vários dias consecutivos. Na terceira vez que tive depressão, decidi procurar ajuda médica. Atualmente tomo remédio contra a depressão, em meu caso, vejo o quanto a dor física está ligada à dor emocional*".

Aqui é percebida a famosa doença psicossomática em que o corpo manifesta sintomas originados da psiquê. Uma distorção comportamental gera dor emocional a todos os envolvidos, irradiando doenças para o corpo físico. Muitas vezes não sabemos distinguir se o sintoma foi gerado por somatização ou o inverso. Não existe separação entre doença psíquica ou física, pois somos seres integrais. Depressão e ansiedade têm se alastrado como uma pandemia assustadora.

Precisamos resgatar os valores que trazem sentido à vida. O estresse e o desequilíbrio emocional, além de causar as doenças psicossomáticas, são o gatilho para queda da imunidade e defesa do nosso corpo contra as inflamações, infecções, diversos tipos de câncer, doenças crônicas degenerativas e desfechos cardíacos.

Foram muitos anos de aprisionamento emocional, Hadassa conversava com Deus, orava por seu marido e tinha esperança que ele mudasse. Ela sonhava com um relacionamento saudável e feliz. Ia aguentando e sofrendo, sem coragem de pedir ajuda. Tinha uma filha pequena, que nascera há alguns anos, criança amada e preciosa, que ela queria proteger da dor e do ambiente adoecido.

Havia chegado ao seu limite, desesperada, com medo... estava sem saída, não podia mais suportar essa situação, fugiu de casa com sua filha, desistiu desse casamento disfuncional. Tudo desmoronou. Um passo difícil, porém necessário. Como vencer essa dependência emocional e até financeira?

Diante desse quadro, lhe perguntei sobre sua infância, precisava entender a raiz da sua codependência emocional. Então ela me explicou o que poderia ser a origem deste problema: "*Quando eu perdi minha mãe, com sete anos, passei um ano sem conseguir dormir direito. Ninguém da minha família jamais soube, mas eu, durante um ano, passei as noites chorando, sentindo uma falta enorme da minha mãe, que me impedia de dormir, e durante o dia afetava o meu rendimento escolar (muita dificuldade para aprender a ler e a escrever, dificuldade em me concentrar, em memorizar e reter informações). Eu já sabia que só Deus podia consolar meu coração e me dar forças. Todas as noites, em meio à dor, eu orava. Não sei explicar, mas sentia aos poucos que Deus me reconfortava. Devido ao contexto familiar, no qual eu e as minhas irmãs vivíamos, não podíamos expressar nenhuma fragilidade, dor ou doença, aprendi a aguentar calada e ser 'dura na queda'. Somente agora, aos 39 anos, tenho descoberto que posso falar se adoeço, se sinto dor em alguma parte do corpo, etc. Em todo caso, prefiro que eu adoeça a ter que ver minha filha doente. Quando ela adoece, eu sofro dobrado."*

NO FUNDO DO POÇO APRENDEU A NADAR

Quando Hadassa percebeu que estava no "fundo do poço", com muita dor emocional, tristeza profunda, ideias confusas, apatia, angústia, depressão... ela decidiu buscar ajuda. Ela já fazia parte de um grupo de relacionamentos de sua igreja há alguns meses e o frequentava juntamente com Xerxes. Mas isto pareceu não ser o suficiente para manter seu casamento e o relacionamento do casal se rompeu. Ela mudou de atitude, com muita luta interior deu o grito de liberdade, enfrentou o seu companheiro com firmeza. Disse não ao relacionamento disfuncional e buscou formar uma rede de apoio, que incluía: médico, amigas, pastor, advogado, grupo de passos (grupo da igreja que trabalha com doze passos estratégicos para alguém se libertar de seu vício).

Eu participo como voluntária desse projeto e fui convidada por Hadassa para ser sua madrinha (um tipo de mentora, que fica ao lado da pessoa que está trilhando o caminho da restauração).

Esses foram dias difíceis, de choro, angústia e muita reflexão, mas Hadassa teve que enfrentar seus medos, suas perdas e o desconforto da separação. E Xerxes? Qual foi sua reação diante da atitude dela? Raiva, ameaças, brigas... Mas quais eram seus verdadeiros sentimentos? Solidão, desespero, carência, total perda de controle... ele não esperava essa mudança tão radical da parte de sua esposa.

Ele sentiu medo de perdê-la, também buscou ajuda no grupo de relacionamentos e aconselhamento pastoral. Procurou fazer reparações com o grupo e com sua esposa. Eles confessaram os seus erros, um diante do outro, pediram perdão e decidiram começar do zero, amar um ao outro de verdade, com ações de respeito e reconstrução do relacionamento. Se dispuseram a aprender a perdoar, mudar de atitude, agir com afeto e sabedoria, aceitando as diferenças, tendo discernimento e admitindo seus próprios erros sem trocarem acusações.

Algo extraordinário estava acontecendo! Quando cada um deles saiu da negação, se humilhou, confessou sua imperfeição, admitiu que sua vida estava um caos e clamou pela ajuda divina. O ciclo vicioso de ofensas, brigas e omissão dos problemas se quebrou. Quando eles assumiram suas próprias fraquezas e as dificuldades que viviam, eles resolveram se expor, ser verdadeiros, humildes e corajosos, em busca de cura e transformação do caráter, aceitando suas limitações e defeitos, exercitando o perdão e respeito. Então, foi possível ver uma luz no fundo daquele poço. Há esperança para a terra seca do coração humano. Xerxes e Hadassa renovaram o compromisso que tinham feito quando se casaram: enfrentar as dificuldades juntos, amar um ao outro com um amor verdadeiro, reconstruir a si mesmo e a vida um do outro. Seriam fiéis a essa decisão?

Será possível essa metanoia[28]? Xerxes vencerá seus traumas, curará suas feridas, e agirá de forma diferente? Perdoará quem lhe feriu no passado e deixará de maltratar aquela que o ama?

O que faz uma pessoa agir de forma abusiva? Ser carrasco de suas próprias emoções? De onde vem essa violência?

UM DOS BERÇOS DO COMPORTAMENTO ADOECIDO

Toda criança precisa de atenção e amor, e quando essas necessidades autênticas e primárias não são satisfeitas, surgem carências e sentimento de rejeição. Essas crianças, que não recebem amor quando bebês, têm o seu crescimento físico e emocional deteriorado de tal forma que em alguns casos literalmente definham até a morte.

Esse trauma pode permanecer até a vida adulta, gerando uma pessoa insegura, com baixa autoestima, que tem medo de dizer não, com tendência a querer resolver o problema do outro para que seja amada, tentando satisfazer a vontade do outro em detrimento da sua própria vontade, o que leva a uma anulação da sua própria identidade. Dor, muita dor.

Essas pessoas, quando se tornam adultas, carregam no seu íntimo a dor emocional, não compreendida e não admitida. Elas dizem para si mesmas que não há nada de errado com elas, maquiam suas histórias de uma infância sofrida como se fossem felizes, enxergam pais bondosos e irreais, não conseguem perceber que foram vítimas de abusos de qualquer tipo. Elas negam os fatos de quando foram magoadas, deletam da memória consciente os acontecimentos dolorosos.

Isabelle Ludovico, em seu livro *O Resgate do Feminino*, esclarece bem o tema de abuso:

---

[28] METANOIA– Palavra de origem grega que significa mudança essencial de pensamento ou de caráter.

"O abuso é um dos poucos crimes em que a vítima tende a assumir a culpa, enquanto o culpado não sente nenhum remorso. Trata-se de uma patologia compulsiva e crônica que se não for tratada, fará outras vítimas. Em vez de nos omitirmos, tornando-nos cúmplices, somos chamados a proteger as vítimas e a confrontar os agressores. Além da traição do agressor, a família precisa reconhecer sua falha em prevenir o abuso e cuidar da vítima.

A criança se protege fazendo de conta que nada aconteceu, mas terá dificuldade em se deixar amar, inclusive por Deus. O caminho da cura passa pela coragem de enfrentar essas lembranças. A dor aparentemente fica pior cada vez que se toca nela, mas a ferida precisa ser tratada. É necessário acolher a criança interior, validar suas emoções e reconhecer os mecanismos de defesa que levaram a padrões distorcidos de relacionamentos. Existem duas ciladas: ignorar o passado ou focalizar apenas o abuso. O problema é o mal que fazemos, a nós e a outros, a partir do mal que nos fizeram".[29]

Mais à frente, Isabelle elucida:

[...] A criança não é culpada pelo abuso, nem pelos mecanismos que criou para sobreviver. Mas ela pode experimentar uma restauração que envolve escolher viver, confiar e amar, pois essa é a essência da vida. A coragem para confiar nasce da segurança encontrada na relação pessoal com Deus."[30]

Os abusos podem ser diversos, desde palavras malditas que deformam a autoimagem da criança, maus tratos como violência física ou às vezes na área sexual. Como também podem ser sutis, como a falta de atenção, o pouco contato de afeto necessário para trazer segurança à criança, até ausência real, devido a viagens ou dedicação excessiva dos pais ao trabalho. Indiferença, violência velada e dolorosa.

"O fato de uma pessoa haver sido vítima de um abuso físico quando criança está significantemente relacionado a um comportamento criminal violento, mais tarde. Se é verdade que "crianças aprendem aquilo que vivenciam", não será surpresa que crianças e adolescentes

[29] ISABELLE LUDOVICO– O RESGATE DO FEMININO. Editora Mundo Cristão. Sao Paulo-SP. 2010 Pg. 158

[30] ISABELLE LUDOVICO– O RESGATE DO FEMININO. Editora Mundo Cristão. Sao Paulo-SP. Pg. 160

sejam ativos participantes de atos violentos, tanto como vítima, quanto como agressores, posteriormente. Assim, as sequelas biopsicossociais da exposição à violência espalham-se através do sistema familiar e da fase de desenvolvimento. [...] As cicatrizes emocionais geradas pelo abuso podem persistir por muitos anos e se manifestarem como depressão, ansiedade, perturbações do apetite, queixas psicossomáticas, comportamentos promíscuos e muitos outros."[31]

Observo que se a criança foi moldada por uma família na qual havia desamor, gritarias, pancadas, bebedeira, tirania, indiferença e outros males; ela não conhece um lar saudável, amoroso, equilibrado, calmo e com ambiente compreensivo, em que cada um incentiva o outro a crescer e viver bem. Ela é carente de laços de afeto e busca amor em um comportamento que anula sua própria identidade. Bons comportamentos geram saúde e o contrário acontece, maus comportamentos geram doenças.

Como ela pode ser uma pessoa livre e saudável? Como encontrar sua identidade real, que foi sufocada ao se moldar ao outro? Como sair desse ciclo de derrota e dor? Eu diria que ela tem de passar pelo processo de metamorfose.

O CICLO ATRAVÉS DA VISÃO DA PSICANÁLISE

Mas o que é Codependência Emocional?

> "Codependência é a ilusão de tentar controlar os sentimentos interiores através do controle de pessoas, coisas e acontecimentos exteriores.[…] O codependente se envolve com outra pessoa de um modo tão elaborado que o próprio sentido de identidade pessoal – o eu – é brutalmente restringido, superlotado pelos problemas e pela identidade dessa outra pessoa. [...]eles lutam sem trégua para preencher o grande vazio emocional que sentem por dentro."[32]

[31] Fonte: Gilberto Pascoalt e colaboradores (0021-7557/01/77-01/35. Jornal de Pediatria – Copyright © 2001 by Sociedade Brasileira de Pediatria)

[32] Dr. ROBERT HEMFELT, Dr. FRANK, Dr. MINIRTH e Dr. PAUL MEIER-Love is Choice. 1989. USA– traduzido por Cláudia H. Laplan para AMOR É UMA ESCOLHA – pg.6

A psicanálise fala que a criança passa por um ciclo que se inicia com a:

1. COMPLETUDE (acontece pelo cuidado da mãe – seio bom de Melanie Klein ou mãe suficientemente boa de Winnicott);
2. CARÊNCIA (se a mãe não está sempre presente = frustração – seio mau ou mãe insuficientemente boa);
3. CÓLERA (o bebê quer destruir o que não lhe satisfaz e morde o peito da mãe);
4. Isso traz um sentimento de CULPA (trava-se uma batalha de amor e ódio no íntimo da criança – posição esquizoparanoide de Klein);
5. Gerando uma necessidade inconsciente de CASTIGO (para sentir alívio da culpa);
6. O ciclo de comportamento repetitivo se fecha na COMPULSÃO (mesma atitude buscando resultados diferentes).

Para romper esse ciclo, que pode se prolongar até a idade adulta, é necessário mergulhar numa posição depressiva, onde a pessoa olha para dentro de si mesma e se conhece melhor. E esse conhecimento traz a Capacitação de ter uma vida mais saudável e equilibrada e ele pode vir por sonhos repetitivos que revelam algo que está no inconsciente ou por autoanálise e/ou memórias ressignificadas, pois muitos traumas da infância são lembranças deformadas pela falta de entendimento no momento do fato que marcou a criança.

Baseado neste ciclo apresentado, entendemos o que gera a codependência emocional. Se um dos pais não está disponível por algum motivo, ou manifesta um comportamento abusivo em qualquer nível, a criança vai ter, na melhor das hipóteses, um moderado nível de carência afetiva e um reservatório de amor insatisfatório ao seu dispor. E geralmente, por ter crescido num ambiente disfuncional, vai ter um comportamento no qual precisa buscar o amor do outro de alguma maneira:

- através do perfeccionismo, querendo mostrar que é competente;
- através da anulação da sua própria vontade para agradar o outro;
- através do abrir mão dos limites, se tornando excessivamente permissiva e sem autodisciplina;

- ou no outro extremo, usando de controle e manipulação, pois tem medo de revelar sua insegurança e vulnerabilidade e veste a máscara da autossuficiência.

Essas são apenas algumas características do comportamento codependente.

E o ciclo se renova... A repetição de um ambiente relacional semelhante à situação original acontece. Por quê?

1. "Se a situação original pudesse ser trazida à existência novamente, desta vez eu iria consertá-la. Poderia curar a dor. Eu sei que posso. (Pensamento Mágico)".

2. "Como fui eu a responsável por aquela família original podre, tenho que ser castigada. Eu mereço a dor. [...] Além do escondido desejo de se redimir pela falsa culpa, o codependente pode estar realmente viciado em sofrimento."

3. "Existe aquele anseio pelo que é familiar, o que é seguro. (O codependente busca refúgio no que é familiar)."

   Concluindo, temos a "mecânica do ciclo da adicção:

   1. Dor / Fome de amor / Baixa Auto-Estima »

   2. Agente Viciante (Relacionamento) »

   3. Alívio da dor / anestesia »

   4. Consequências (relacionamentos dolorosos) »

   5. Culpa e Vergonha »

Reinicia o ciclo". E a adicção do Codependente é o outro.[33]

SAIR DO CÍRCULO VICIOSO, UMA POSSIBLIDADE REAL

Vamos imaginar o processo de reconstrução de uma pessoa radicalmente codependente! Essa pessoa com fortes traços de codependência emocional é portadora de baixa autoestima, sente uma intensa necessidade de ser notada e valorizada. Ela busca a satisfação pessoal nos outros, através do controle/manipulação, autocomiseração, subserviência, etc.

33 Dr. ROBERT HEMFELT, Dr. FRANK, Dr. MINIRTH e Dr. PAUL MEIER-Love is Choice. 1989. USA– traduzido por Cláudia H. Laplan para AMOR É UMA ESCOLHA – pgs.71-72,81

O primeiro passo para cura é admitir que o problema existe, entender que esse comportamento é destrutivo e repetitivo, ou seja, compulsivo. Gosto de um texto dos evangelhos que diz: "Conhecereis a Verdade e a Verdade vos Libertará"[34]. Ao enxergar sua fragilidade, a pessoa encontra forças para iniciar o processo de restauração. Ao reconhecer que sua autossuficiência provém do medo de não ser amada, que o controle mascara a sua insegurança e autovalorização, ela começa a se libertar dos seus maiores medos.

A verdade neste contexto é a falta de amor a si mesmo, a autoanulação (a própria vida que é vivida a partir da vida do outro). É muito difícil e doloroso descobrir esse vazio existencial. É necessário se perdoar e aprender a se amar e se ressignificar. O local adequado para acelerar a caminhada de cura é conversar com pessoas que lhe compreendam ou que já viveram circunstâncias semelhantes. Isso pode ser feito através de terapia e/ou participação em grupos de apoio.

O aprendizado é lento e requer perseverança e generosidade interior. Haverá tropeços e retrocessos, mas a libertação é um alvo que vale a pena. É maravilhoso curtir a companhia de si mesmo, se aceitar e ser feliz com quem você é. E a partir daí ter liberdade para amar o outro, sem prisões, celebrando as diferenças e respeitando os limites de cada um.

Ainda existem muitas questões a serem respondidas para um tratamento com sucesso desse comportamento repetitivo que gera tanta dor. Mas se tornaria cansativo e complexo o aprofundamento desse tema no contexto desse livro. Cito então alguns livros que tratam extensivamente deste tema: "O DNA DO RELACIONAMENTO" (Gary Smalley), "CODEPENDÊNCIA NUNCA MAIS" (Melody Beattie), "LIMITES" (H. Cloud e J. Townsend). BELEZA EM VEZ DE CINZAS (Joyce Meyer).

Pensando com o Coração ... de Hadassa

"Se um indivíduo é capaz de amar de modo produtivo, ele se ama também; se consegue amar apenas os outros, não consegue amar de modo nenhum." Erich Fromm – A Arte de Amar

---

[34] Evangelho de João 8, 32.

Ao ouvir essas histórias, eu mergulho em reflexões, fico pensando na vida, no ser humano criado, pelas mãos do autor da vida. Ele foi deformado pelo egoísmo. Que horror! Por que destruímos aquilo que foi criado com tanta perfeição? Era para ser melhor, era para ser alegria e afeto, era para ser encantamento e amor moldado por companheirismo. Mas o ser humano se revela com personalidade deformada, que triste!

Ninguém sabe o que aconteceu com Xerxes no passado. Talvez, na sua infância, ele tenha sofrido muito para se tornar uma pessoa agressiva, que bate naquela que ele parecia amar; com quem antes trocou votos de fidelidade, firmou uma aliança! Que vida louca... tão desconectada, sem sentido, uma "bola de neve" de dor.

É triste ver vidas preciosas sendo destruídas, vivendo de forma tão terrível! Isso não é vida de verdade... são vidas aprisionadas por traumas emocionais que se enroscam numa armadilha de abusos e carências não resolvidas.

Mas o pior de tudo é que essas histórias são frequentes. Devido a casos como estes, a lei Maria da Penha foi instituída e as Delegacias da mulher todo dia recebem pessoas com queixas semelhantes. É de partir o coração. E muitas dessas pessoas que agridem outras também já foram vítimas um dia. Elas querem ser felizes, mas não conseguem porque suas almas estão adoecidas e machucam os que estão à sua volta, mas também acabam se machucando, tudo se torna um ciclo que parece não ter fim.

Decidir a partir da dor

Só há um jeito de resolver este problema: admitindo o fundo do poço, se olhando no espelho para reconhecer sua própria fraqueza e admitir que precisa mudar e pedir ajuda.

E por que não buscar a Deus de todo coração? Ele diz: "Buscar-me-eis e achar-me-eis quando me buscardes de todo coração". Deus pode restaurar essas pessoas e reescrever suas histórias. Caminhando com uma rede de apoio de pessoas que amam a Deus, a si mesmas e ao outro, as chances de cura são promissoras.

Eu decidi conviver em um ambiente de amor compassivo entre pessoas que buscam e vivem restauração. Eu já vi muitas mudanças, vidas que foram restauradas e que investem em outras vidas. E eu mesma vi minhas próprias mudanças a partir do momento que decidi mudar.

Questões residuais

Como vencer essa dor que quer me aprisionar? Ruminar a dor trará solução para mim? Ou será melhor mudar o foco e lembrar das vezes que recuperei o equilíbrio emocional em circunstâncias similares? Devo partilhar minha dor com alguém da minha confiança? Ou simplesmente chorar até recuperar a paz interior? E se eu buscar alívio de forma equivocada, em algo que anestesia a dor, mas que não resolve a raiz do problema? Ou não admitir a dor e fingir que está tudo bem, me enganar com racionalização maquiada? Qual a sua forma de encarar a dor? Se isolando com autocomiseração ou buscando ajuda e superação? No silêncio a sós ou com alguém que você confia para lhe ajudar a aliviar sua dor? Quais suas perguntas sobre a dor? E quais suas perguntas para a dor?

DES-POEMÁTICA

NO DECORRER DA VIDA

01/12/1977

Uma criança sorridente
Brincava de amor com a vida,
Roubava no jardim verdejante,
Uma flor que a tornava comovida.

A criança passando o tempo,
Fez-se adolescente curiosa
Vendo as novas plantas do campo
Que queima sua pele formosa.

A urtiga transformou sua percepção
Juntamente com os espinhos da rosa.
Ela viu o mundo em confusão
Sentiu a dor ao procurar a beleza.
Jovem que era, se apaixonou,
Entrou no jogo do Amor.
Dois olhares emparelhados,
Vendo numa floresta, a mesma flor.

Mas com o tempo, tudo mudou
A flor que ela via com tanto amor
Um dia murchou, e sua vista cegou,
A beleza se anulou e restou só a dor.

Amadurecendo ela sofreu com a vida.
No jogo do amor sentiu-se vencida
Quedou-se num canto abatida e chorou.
A imagem da flor de amor se acabou
Do colorido inicial de sua vida...
O sonho sombreou
O vazio branco que predominou.

DÉCIMO ENCONTRO: UMA HISTÓRIA DE DORES

"Meu coração agora sangra. A dor é latente e a sensação é que nunca vai passar... Mas, nada como um dia após o outro para as feridas começarem a cicatrizar. Logo a vida voltará a ter cor e sabor. Eu acredito nisso!"
Autor Desconhecido.

Lu me procurou para realizar uma avaliação pré-operatória. Quando entrou na minha sala, com uma muleta e a perna imobilizada, a sua face expressava muita dor.

Sua história vou contar em detalhes.

Em agosto de 2015, Lu foi submetida a uma cirurgia ortopédica, na qual foi retirado um tumor ósseo benigno (Osteoma na fíbula) da perna esquerda. Ela já apresentava dor de intensidade moderada, que piorou bastante após a cirurgia, devido à lesão do nervo fibular que estava colado ao tumor. Ela passou a sentir o que a Medicina chama de dor neuropática.

Após a retirada do osteoma por um ortopedista, a dor só aumentou e Lu foi encaminhada para um neurocirurgião, que posteriormente a operou por mais três vezes, sendo que a terceira foi para fazer a limpeza de uma infecção da segunda cirurgia. Após essa terceira operação, a dor não parou mais. Nos dois primeiros procedimentos, as dores amenizavam nos dois primeiros meses, e depois voltavam na mesma intensidade!

Quando perguntei sobre como ela vivenciou essa dor, sua resposta me impactou: "*Nos quatro primeiros meses fiquei me sentindo uma derrotada, principalmente me lembrando de quem eu era, da atividade que sempre amei fazer (17 anos como gerente da empresa, lidando com mais de 1600 pessoas...). Antes de tudo isso, me divertia bastante no meu trabalho, era incrível! Acredito que isso possa ter relação com o tamanho do AMOR que tinha e ainda tenho pelo que faço (trabalhando em empresa de cosméticos). Não queria ver ninguém, nem sair de casa, nem com meu filho ou marido.*

Não comia, não bebia direito, nem ligava para vaidade... enfim, nada desejava! Após, por vontade própria, colocar a Fé em Deus em primeiro lugar, e também 'enfiar na minha cabeça' que poderia não ser uma doença grave, consegui lidar melhor com essa dor. Na verdade, são múltiplas dores: queimação, câibras e choques fortes; latência e a sensação de que alguém estava quebrando os ossos da minha perna. Nesse caso, aprendi a não deixar a dor me dominar, eu consegui fazer o contrário com ela! Foi onde comecei a construção da minha fortaleza espiritual!"

Tentando vencer suas dores, Lu ainda tinha que lidar com outro problema: um desejo de disfarçar sua dor e transparecer para as outras pessoas que estava "tudo bem". Ela me contou que essa "necessidade" de mascarar suas dores era ainda mais estimulada por dois sentimentos: a "não aceitação" e a revolta diante daquela situação.

Após sofrer muito com suas dores profundas (físicas e emocionais), Lu decidiu fazer o que ela citou como uma "troca": ela decidiu expulsar a revolta de sua vida e dar lugar à fé e ao carinho dos amigos: "*Consegui sair dessa 'dor da alma', no dia que resolvi deixar a minha revolta de lado, por estar internada naquela situação, e trocá-la pela fé!! Tudo isso devo também a uma das três médicas que me acompanhavam, que me ajudou a enxergar isso! Atualmente, primeiro agradeço a Deus e à existência de cinco grandes casais e vizinhos que me ajudaram a fortalecer minha vida espiritual, e me ajudaram também a recuperar a minha força física, junto às 'dores' que só aumentam a cada dia!! Desde dezembro de 2016 que, em média, uma vez por semana vou parar nas 'emergências' para tomar morfina ou outra medicação injetada em minhas veias. Atualmente a dor só passa com mais três ou quatro medicações. Mesmo tomando em casa remédios de uso contínuo, Deus é maior e minha força também!!"*

O amadurecimento espiritual de Lu pareceu realmente ser um fator essencial para a mudança de seu modo de ver a vida e lidar com suas dores. Sem romantizar sua fé ou espiritualidade, Lu hoje reconhece que estes fatores não têm exatamente uma ação química ou medicinal direta em suas dores, mas por outro lado, lhe dão motivação para lidar com elas: *"Minha aproximação maior a Deus, meu envolvimento com o ciclo de oração... Foi aí que a minha fé aumentou. Voltei a sorrir mais. Isso ajudou também na minha superação! Não resolvia a dor no momento, mas ajudava a minha mente a se manter firme. Na verdade, isso não diminuiu a intensidade da minha dor, mas tem me ajudado a lidar melhor com ela, não me abalar facilmente, não deixar ela me dominar e tirar minha paz, ou minha capacidade de sair e olhar o mundo lá fora. A dor vem aumentando a cada dia, devido à gravidade do problema. Mas procuro hoje encarar de forma mais natural possível! Somente em alguns dias realmente me pego triste, mas normal. Não aguento mais nenhuma dor! Entende? E nem pensar em ter algo mais".*

Lu concordou em dar o seu depoimento neste livro, por saber que outras pessoas que passam por situações semelhantes podem ser fortalecidas com a sua história.

O DESAFIO DE CONVIVER COM A DOR CRÔNICA

No consultório do neurologista a dor crônica atinge um quarto dos seus pacientes. A neuropatia diabética tem alta incidência, atingindo 50% dos pacientes com diabetes melitus. A dor neuropática é uma dor que se repete dia a dia, não para de latejar e incomodar o seu portador, pode inclusive ser mutilante!

O que dizer sobre dor crônica? Como explicar a dor que algumas pessoas sentem com muita intensidade, mesmo diante de uma lesão pequena? E as grandes lesões percebidas em uma gradação menor da dor?

A resposta está na Modulação da DOR.

> "A dor provocada por lesões de intensidades semelhantes varia notavelmente em diferentes situações e indivíduos. Por exemplo, sabe-se que os atletas sofrem fraturas graves com dor mínima, e o estudo clássico de Beecher, realizado durante a Segunda Guerra Mundial, revelou que muitos soldados em batalha não perceberam ferimentos que teriam provocado dor excruciante em civis [...] O poderoso efeito da expectativa e de outras variáveis psicológicas sobre a intensidade percebida da dor é explicado pela existência de circuitos cerebrais que modulam a atividade das suas vias de transmissão.[...] Os circuitos de modulação assim como podem suprimir a dor também podem intensificá-la.[...] A existência de um circuito central facilitador explicaria a observação de que a dor pode ser induzida por sugestão ou intensificada por expectativa, proporcionando um modelo para compreendermos como os fatores psicológicos contribuem para a dor crônica."[35]

[35] MEDICINA INTERNA de Harrison. 18°Ed. 2013, pg 96.

Aqui fica evidente o valor da terapia no controle da dor. Certamente, a atitude como cada pessoa vivencia sua dor interfere na qualidade de sua vida. Vencer a angústia paralisante que foca apenas no problema é libertador. Ter esperança e viver sem autocomiseração faz a dor diminuir. Buscar tratamento adequado, ter coragem e confiar que, mesmo em meio à dor física, há motivos para ser feliz e ter sentido na vida, pode acessar os circuitos de modulação da dor para suprimi-la.

> "O tratamento dos pacientes com dor crônica representa um desafio intelectual e emocional. [...] Há diversos fatores capazes de causar, perpetuar ou exacerbar a dor crônica. Em primeiro lugar, o paciente pode ser portador de uma doença caracteristicamente dolorosa para qual não existe atualmente qualquer possibilidade de cura. São exemplos a artrite, o câncer, a enxaqueca, as cefaleias crônicas diárias, a fibromialgia e a neuropatia diabética. Em segundo lugar, é possível que existam fatores perpetuadores e secundários que tenham sido desencadeados por alguma doença e tenham persistido após a sua resolução. São exemplos a lesão de nervos sensoriais, atividade referente simpática e a contração muscular reflexa dolorosa. Por fim, diversos estados psicológicos podem agravar ou mesmo causar dor."[36]

Volto a lembrar que o tratamento das emoções dolorosas podem contribuir no alívio da dores físicas. A neurociência diz que reeducar o cérebro pode melhorar a inteligência emocional e contribuir para uma vida plena, pois o envolvimento com coisas que trazem estímulos e crenças positivas equilibra as emoções e consequentemente se torna mais fácil lidar com a dor física.

> "Vale a pena enfatizar que muitos pacientes, especialmente aqueles com dor crônica, buscam atendimento médico principalmente porque estão sofrendo e porque somente os médicos podem fornecer os medicamentos necessários ao alívio da dor. É responsabilidade primária de todos os médicos minimizar o desconforto tanto físico quanto emocional dos seus pacientes."[37]

---

[36] MEDICINA INTERNA de Harrison. 18°Ed.2013 pg 99.
[37] MEDICINA INTERNA de Harrison. 18°Ed. 2013 pg 101

Atualmente a Medicina aceita que a espiritualidade do paciente pode fazer toda a diferença na maneira como ele encara a doença ou mesmo a dor crônica. E a presença de fé em Deus, em um ser superior, pode melhorar a sua evolução prognóstica. E mesmo um ateu que não acredita em Deus pode ter fé na sua cura. Diz Provérbios de Salomão[38]: "Porque, como ele pensa consigo mesmo, assim é"; e Dr. Franz Alexander diz: "Que na realidade a mente governa o corpo, apesar de a Biologia e a Medicina não prestarem atenção a isso, é o fato mais essencial que conhecemos sobre o processo da vida."

Retornando à história da Lu como exemplo, uma dor neuropática devido à compressão do nervo fibular esquerdo, e que vem causando dor crônica e ininterrupta ao longo de mais de dois anos. Após tratamento com analgésicos potentes, opioides, anticonvulsivantes, antidepressivos e três intervenções cirúrgicas, obteve alívio insignificante da sua dor, pois em consulta recente (4/12/17), ela relatou que durante todo esse tempo não conseguia dormir pelo incômodo da dor.

Ela foi submetida a Bloqueio Simpático do nervo fibular esquerdo em maio de 2017, em Brasília, com especialista em neurocirurgia funcional, sem sucesso no alívio da dor (devido a lesão severa do nervo), sendo indicado tratamento com marca-passo para neuromodulação medular. Voltou para Fortaleza em cadeira de rodas e sedação potente, tal era a intensidade de sua dor.

Finalmente, em junho de 2017, retornou à Brasília para realizar dois procedimentos cirúrgicos, com duração de aproximadamente quatro horas; primeiro foi feito implante de um eletrodo provisório (externo) na medula espinhal para bloqueio da dor neuropática. Após avaliação dos resultados, com melhora em torno de 40% no nível da dor, foi implantado um marca-passo com eletrodo interno (definitivo), possibilitando melhora na sua qualidade de vida, apesar de várias restrições. Esse tratamento com modulação fisiológica da dor crônica funciona com um circuito eletromagnético, que estimula a medula e impede que a dor emitida pelo nervo fibular (no caso da Lu) seja percebido no cérebro em toda sua intensidade.

Ela ainda precisa tomar vários medicamentos como coadjuvante do controle da dor, principalmente se houver excesso de esforço físico. Mesmo assim, hoje ela sorri e agradece a Deus por está dirigindo, andando sem muletas ou botas ortopédicas. Ela sabe que não pode fazer esforços como ficar

[38] Provérbios de Salomão 23:7a. Bíblia JFA Off-line

muito tempo em pé, andando ou dirigindo, tem que ser disciplinada no repouso diário, não foi liberada para trabalhar, fato que ela ainda reluta em aceitar. Mas se alegra por pequenos ganhos na liberdade de poder sair de casa sozinha, visitar uma amiga, ir a um aniversário e poder participar de momentos felizes com sua família.

O exemplo da história da Lu mostra como é possível conviver com a dor e mesmo assim ter motivo para se alegrar e ser feliz.

Enfim, o que contribuiu para tudo isso na vida dela foi sua fé em Deus, que foi restaurada no amor e nas orações feitas com os amigos. A fé trouxe coragem e motivação para ela enfrentar sua dor e o tratamento exaustivo. Portanto, acredito que quanto mais alimentamos a nossa fé, melhor nossa vida fica. Foi assim com a Lu, pode ser assim com qualquer pessoa.

> "Creio que existem dentro de nós mecanismos biológicos de "vida" e de "morte". A pesquisa científica de outros médicos e minha própria experiência clínica diária convenceram-me de que o estado de espírito altera o estado físico, agindo por meio do sistema nervoso central, do sistema endócrino e do sistema imunológico. A paz de espírito envia ao corpo uma mensagem de "viva", ao passo que a depressão, o medo e o conflito por resolver transmitem-lhe a mensagem de "morra". Portanto, todas as curas são científicas, embora a ciência ainda não seja capaz de explicar exatamente como ocorrem os inesperados "milagres".[39]

Cultivar gratidão, mesmo em meio a muitas dores, é poder estar feliz apesar de... Viver com seu marido e com seu filho relacionamentos relevantes e de alegria diária. Conviver com amigos e amigas verdadeiros, ter uma vida de qualidade, mesmo com a limitação que a dor neuropática traz e uma relação médico paciente cultivada em confiança e amizade pode, em muito, fortalecer o paciente no seu convívio com a dor crônica.

RELAÇÃO MÉDICO x PACIENTE, UMA DOR OU UM ALÍVIO?

> *"Sobre tudo o que se deve guardar, guarda o coração, porque dele procedem as fontes da vida."*[40]

[39] BERNIE S. SIEGEL– Amor, Medicina e Milagres. Editora Best Seller LTDA. 28a. Edição-Rio de Janeiro-RJ. 2005. Introdução

[40] Provérbios 4:23 ARA

A arte da Medicina é personalizada e deve ser trilhada num relacionamento médico-paciente de cumplicidade no combate às enfermidades e não em atendimento frio e baseado apenas em exames e tecnologia. O paciente não é um número, é um ser humano que busca qualidade de vida.

Ao conversar com várias pessoas sobre seus sentimentos em relação a esses assuntos, pude perceber duas coisas:

1. A grande distorção e distanciamento entre o profissional de saúde e o leigo, o que muito me entristece;

2. A revelação do "espírito do momento". O que chamo de "espírito do momento?" O avanço tecnológico e virtual que invade a mente e o coração das pessoas de uma forma geral, causando uma dificuldade no relacionamento real, face a face, olho no olho, que está tão defasado. A distração do celular muitas vezes atrapalha o diálogo no momento da consulta. Os exames complementares e de imagens não podem substituir uma boa anamnese e exame físico. Eles ajudam na elucidação do diagnóstico, mas o bom atendimento requer empatia e respeito mútuo. Entre o médico e o paciente deve haver relacionamento franco, descontraído e sério, onde a verdade tem que ser dita com cuidado e de acordo com o perfil de cada paciente.

Muitas vezes as pessoas procuram o médico, trazendo consigo enfermidades emocionais, geradas por carência afetiva e medos irreais. Precisam ser ouvidas com atenção, e o atendimento apressado impossibilita o elo necessário para uma conduta eficaz. Os pacientes têm expectativas de que o médico deve ter as respostas que eles anseiam, tipo "solução para o problema"; ou se angustiam pela possiblidade de um diagnóstico desfavorável e indesejável. Tudo isso gera tensão durante a consulta. O médico nem sempre tem a resposta adequada para o quadro clínico que se apresenta. Vale lembrar que ele é um ser humano e por vezes trava uma batalha interior para conseguir fazer um bom atendimento, pois os seus próprios sentimentos e dificuldades precisam ser separados da relação com o paciente.

Mas o que dizer quando o paciente entra no consultório ou ambulatório e se depara com um médico que não olha para ele, não ouve com atenção o que ele fala e vai logo prescrevendo a medicação de forma automática e fria, sem se importar com a dor que ele sente? Afinal, ser médico é uma escolha que precisa ser vivida com responsabilidade e compromisso de cuidar do paciente com dignidade. É uma profissão que requer dedicação e altruísmo; a sua maior realização deve ser o bem-estar e cura do paciente. Esse ideal nunca deve ser esquecido.

Algumas pessoas me relataram atendimento em consultório por videoconferência! E como acontece o exame clínico nessa situação? Como pode haver relacionamento que traga confiança e segurança ao paciente? Os que passaram por essa experiência manifestaram sentimentos de frustração e indignação acentuados.

Reconheço que muitas vezes a desconexão médico-paciente causa desconforto, revolta e medo à pessoa fragilizada que precisa e merece bom atendimento.

Não posso defender a atitude do médico de cara fechada, pouco comunicativo, aparentemente desatento e frio. Este comportamento é reprovável, porém, devo chamar atenção sobre a pessoa de jaleco branco que está atrás da mesa a ouvir as queixas de dores de pessoas em circunstâncias e temperamentos diversos. Alguns pacientes chegam estressados, numa atitude arrogante e depreciativa, pressionando o médico a se conduzir de forma planejada por ele, o que gera um clima pesado e atrapalha o diálogo da consulta. Isso também acontece e mexe com o equilíbrio emocional do profissional. O médico é um ser humano que sofre muitas pressões e cobranças, que por vezes o sufocam e o abatem e, sem perceber, ele entra no "piloto automático" e isso repercute no seu atendimento.

Aqui, respiro fundo e me entristeço ao falar de um assunto cercado de sombras e tabus, mas que precisa ser lembrado e tratado com seriedade e atenção, devido à sua relevância e crescimento assustador. Estou me referindo ao tema Suicídio entre profissionais da saúde.

Cito trechos de um artigo da Dra. Alexandrina Meleiro sobre transtornos psiquiátricos e tendências ao suicídio entre os acadêmicos de Medicina e profissionais médicos:

> "A taxa de suicídio entre médicos é conhecida por ser superior à do público em geral (Simon e Lumry, 1968; Center et al., 2003; Schernhammer e Colditz, 2004). [...] Os estudos que tratam de suicídio e tentativas de suicídio entre médicos têm observado altos níveis de sofrimento psiquiátrico entre as vítimas" (Gagné

> et al., 2011). [...] "Em 1991, Milan destacou as principais características do aluno de Medicina com alto risco de suicídio: melhor desempenho escolar, pessoas mais exigentes; mais propensas a sofrer pressões; pouca tolerância a falhas; mais culpa pelo que não sabe; paralisado pelo medo de errar; ideias de abandono do curso; depressão e suicídio". (Milan et al., 1991).[...] "É necessário falar sobre a angústia dos alunos e as dificuldades em lidar com o assunto no ambiente acadêmico. O aluno fica mais vulnerável principalmente no quarto ano, porque as pressões se multiplicam e a realidade da profissão vai matando as ilusões dos tempos de calouro. Os alunos precisam ter a cabeça tranquila para estudar sobre diversas doenças, mas sentem um cansaço mental além da desumanização cotidiana. A vida universitária é apenas um coeficiente que necessita ser considerado entre os alunos de Medicina, pois inúmeros fatores influenciam a decisão desesperada de pôr fim à própria vida". (Meleiro, 2015) [...][41]

O que dizer diante dessa realidade dolorosa e chocante? Médicos desgastados pelas péssimas condições de trabalho nos hospitais públicos do nosso país! As emoções adoecidas, cansados de verem pessoas em macas pelo chão das emergências, faltando leitos nas enfermarias, e por vezes medicamentos essenciais? Vocação abalada por cotidianamente ver pessoas carentes precisando de atendimento, e sem poder oferecer um tratamento digno de um ser humano. Como mudar esse quadro? Acho relevante e totalmente atual a fala do profeta Jeremias que consta nos textos judaico-cristãos: "Os nossos olhos desfaleciam, esperando o nosso vão socorro; olhávamos atentamente para uma nação que não nos podia livrar".[42]

Para onde dirigir o nosso olhar? Para quem clamar? Como restaurar os vínculos de relacionamentos pessoais, seja entre médico e paciente ou simplesmente pessoas e família?

Como médica, ouço um chamado que fala: Reaprender a ouvir a voz que não consegue traduzir em palavras a sua própria dor... Exercitar a escuta daquilo que causa dor, seja físico ou emocional. Escutar com paciência o paciente portador da dor crônica. Se mover com compaixão! Valorizar a voz do paciente quando fala que alguma coisa não está bem.

[41] Artigos Científicos : *Suicídio entre Médicos e Estudantes de Medicina | Triste Realidade Alexandrina Maria Augusto da Silva Meleiro029/05 http://genmedicina.com.br/2017/05/29/suicidio-entre-medicos-e-estudantes-de-medicina-triste-realidade-dra-alexandrina-maria-augusto-da-silva-meleiro/*

[42] Lamentações 4.17 ARC

Não ter medo de enfrentar e confrontar a dor, porque a partir do momento que ela é identificada, inicia-se o processo de cura.

Como paciente, sugiro que ao se consultar com seu médico, após adquirir confiança, falar das dores que aprisionam o coração e sufocam as emoções, certamente trará libertação. Por isso, fale, se necessário chore ou grite, ponha para fora a sua dor... E nesse processo a dor vai sendo tratada e o corpo se fortalece no equilíbrio do sistema imunológico e neurológico, resultando em cura das enfermidades psicossomáticas, infecções e melhora das doenças crônicas de qualquer origem.

A gratidão e alegria de viver, mesmo que haja alguma afecção ou deformidade física, traz ressignificação das emoções negativas e gera sentimentos de aceitação, enfrentamento e adaptação, resultando em vida saudável e satisfeita.

Pensando com o Coração Com Ou Sem Dor... Viver!

Decidi escrever a história da Lu porque ela exemplifica várias maneiras de vivenciar a dor física e a dor emocional. O que chamou minha atenção foi o aprendizado e superação que ela obteve.

No início, ela teve medo de que o tumor fosse maligno, e isso lhe causou desânimo, tristeza e sensação de derrota. Quando soube que o tumor era benigno, se animou e se encheu de esperança. Mas a dor neuropática, crônica e latejante, junto à impossibilidade de continuar seu trabalho que lhe promovia realização profissional e satisfação pessoal, trouxe revolta e depressão, dor da alma.

Aprendeu a conviver com a dor e a ser feliz, apesar de... Então, ela parou de ruminar e dar atenção excessiva a sua dor, e aceitou sua limitação crônica, além de buscar tratamento em uma quinta cirurgia que fez recentemente.

Penso que o jeito Lu de viver não é fácil, mas também penso que o jeito Lu de lutar é um exemplo a ser seguido.

Decidir a partir da dor

Persistência!

O valor dos relacionamentos saudáveis e a importância de não cultivar o isolamento se fez visível quando ela teve ajuda de amigos, que manifestaram um amor prático, e com as orações. Lu, então, renovou sua fé em Deus e mudou de atitude, nas suas palavras: "Teve um certo período da DOR, TRISTEZA e FALTA DE FÉ que parei e pensei: Por que não SORRIR mais para VIDA e acreditar que tudo isso vai passar? Nem que seja momentâneo?"

Decidi, assim como a Lu, sorrir mais para a vida e acreditar que tudo vai passar... Um dia de cada vez!

Questões residuais

Por que é tão difícil conviver com a dor? Será que a dor física pode gerar dor emocional ou trazer amadurecimento? E a dor emocional pode piorar a dor física? Que tal aprender com os atletas que, mesmo quando contundidos, têm um limiar à dor modificado por sua motivação de competir e se possível vencer? Será que se a mente estiver focada em objetivos a serem alcançados, a dor pode ser amenizada? E a dor aumenta quando a pessoa se deixa ser envolvida por ela, se encolhendo na cama, sem vontade de enfrentá-la? A maneira de reagir à dor pode determinar a qualidade de vida e sua superação? Como ser feliz sentindo dor? Quem vive sem nunca sentir dor? E se tiver de conviver com a dor que não tem cura, como vou reagir? Dá para ser feliz apesar da dor? Como vivenciar a dor e ser realizada emocionalmente?

VALE A PENA VIVER

12/12/2017

Ela chegou com muletas,
Uma bota ortopédica na perna esquerda
Um semblante que revelava dor...
Que dor é essa que lhe entristecia?

Mulher guerreira de voz suave,
Insistia em sorrir em meio à dor!
Não se entregava à autocomiseração.
Que força é essa que lhe sustentava?

Me comoveu com sua coragem.
Sua dor latejante e ininterrupta...
Mulher valente que vai à luta!
Que luta é essa que não tem fim?

"A dor física é fácil de tratar".
Que jargão cheio de engano...
Só quem sente é capaz de avaliar.
Que sentir é esse tão insensível?

A mão cheia de remédios, sempre,
Sem alívio da dormência e choque
Incessantes...
Que rotina é essa cheia de urgência?

Uma consulta cheia de empatia!
Acolhimento, vínculos familiares,
Amigos queridos lhe apoiando...
Que dor é essa cheia de gratidão?

E Deus no coração fazendo morada!
Tornando-a exemplo para outras pessoas
Que sofrem caladas e
Nunca desistem...
Que vida é essa maior que a dor?

POESIAS DE PUNHO

POESIAS QUE BROTARAM DO MEU CORAÇÃO

1. NA ADOLESCÊNCIA

DESABAFO

04/01/1977

Me sinto angustiada.
Acho tudo sem sentido,
Sem graça, sem vigor.
Não encontro nada interessante
Para fazer e me distrair.
Ler, estou cansada de ler.
Dormir, é uma inércia para mim.
Fico em casa todo dia,
Que férias monótonas, eu acho.
Tenho vontade de sair.
Andar sem destino por aí.
Tenho espírito de aventuras.
Gosto de emoções diferentes.
É bacana as coisas imprevisíveis.
Este é um momento de desabafo.
Talvez seja apenas tolice,
O que escrevo agora,
mas, me serve de estímulo.
Sinto a angústia desaparecendo.
Sinto vontade de sorrir.
Vejo as coisas com novos olhos...

2. DURANTE A ESCRITA DO LIVRO

NO CAMINHO VI O CÉU

23/12/2017

Olhar para o céu e me ver como uma nuvem branca,
Calma e que muda seu desenho
Ao fluir do vento...
Paz na alma que descansa no Céu azul e
Infinito que dirige a finitude do meu ser...
Sinto a leveza da vida
Que se deixa ser envolvida
Pelo invisível que me abraça e
Me enche da plenitude da vida abundante!
Sou feliz, sou amada, sou grata...
Motivos para sorrir e me alegrar.
GRATIDÃO é uma forma maravilhosa de se viver.

SEGREDO DO CORAÇÃO

27/12/2017

Havia um vazio naquele coração
A perda de uma conexão...
Que conexão era essa?
O tempo a apagava, confundia, embaçava!
E ela não sabia o que faltava...

Havia angústia e perguntas!
Ela não encontrava respostas!
Caminhava sem rumo certo.

Via plantas, flores e pássaros!
Buscava algo, nem sabia o quê!

Num dia de sol, aquele clarão
Abriu sua visão, o coração disparou...
Ela se alegrou com o azul do céu,
O som do vento parecia uma música,
Que aos seus ouvidos trazia paz!

O vazio foi aos poucos sendo preenchido,
Transbordando até jorrar, jorrar...
De júbilo e contentamento!
Um encontro aconteceu!
Que encontro?
Aquele,
O segredo do coração,
Que sua vida mudou profundamente!
E agora... leveza e liberdade!

3. DURANTE A FINALIZAÇÃO DO LIVRO

CORAÇÃO NO ETERNO

18/02/2018

O Coração batia compassadamente

Mas...
Quando ele se viu diante do espelho
Começou a acelerar...
Se descobrir, enxergar!

Imagens esquecidas surgiram no espelho
O reflexo na água profunda
Tudo estava lá dentro.
Onde?
Escondido no inconsciente...

Veio à tona como uma cachoeira
Arrebentando os limites das emoções!
O pequeno Coração que batia
Dentro do CORAÇÃO ETERNO...

Como assim?
É de onde veio o pequeno coração!
E agora... o Coração Diante do ESPELHO
Se via como nunca havia imaginado!
Então, o que ele via de verdade?
Uma vida em transformação...
O pequeno coração moldado, lapidado...
Dentro do CORAÇÃO ETERNO.

Senti um nó na garganta,
O sentimento não identificado,
Um anseio pelo elo perdido,
Conexão com o invisível,
Profundo amor...

Meu coração no reflexo do espelho!
Cheio de presença.
Pequeno coração no espelho,
Se acalmou, grato e feliz,
Dentro do CORAÇÃO ETERNO.

NO CAMINHO ENCONTRO A MORTE. TROPEÇO NA DOR E APRENDO A TER VIDA PLENA!

Há um tempo...

Comecei a refletir sobre esses personagens: Morte e Dor, e então descobri a existência de mais dois personagens: o Senhor Vida e a senhora Prazer, que grande contraste! Comecei a imaginar como nasceu a Vida!

Acredito que existem três formas de explicar o surgimento da vida.

1. A GÊNESE: Estou me referindo à vida espiritual, vida em conexão com Deus. Eu particularmente, embora médica, sou criacionista, acredito que o Criador pegou o barro, moldou-o, soprou nele o fôlego de vida (Espírito = ghost). Vida que veio do próprio Deus, por isso chamo de Senhor Vida. O homem se tornou alma vivente, em completa e absoluta comunhão com seu Criador. Não havia Dor ou Morte, o homem e a mulher viviam totalmente envolvidos com o Senhor Vida e a senhora Prazer. Tudo era perfeito, até que... houve a ruptura, perda da conexão com Deus que trouxe a senhora Dor e o senhor Morte à existência. É como se tudo ficasse manchado, perdido a essência da perfeição, o mundo foi abalado. O espírito do ser humano morreu, ou ficou adormecido (meu pensamento). Cheios de culpa e com a própria imagem deformada, contaminada pela dor do desamparo e do vazio que passou a existir no íntimo de cada um deles, fugiram. Talvez você não concorde com essa maneira de ver a origem da vida (Teoria do Criacionismo). Você acredita apenas na evolução que diz que a vida surgiu ao acaso (é o que ensinam nos colégios), de um concentrado de aminoácidos que se misturaram, e com o tempo formaram proteínas que se duplicaram e daí surgiu a vida (Teoria da evolução química). Respeito esse raciocínio, considerado científico, mas sem provas contundentes. E ainda tem o pensamento que une o criacionismo e a evolução sem descartar uma ou outra. Interessante!
2. A BIO: E a vida, como ela surgiu? De forma natural na fertilização, gerada do amor de um casal. A mulher é privilegiada por ser berço da concepção da vida e sentir seu bebê sendo formado dentro do seu ventre. E o homem fecunda a vida e a acolhe em seus braços. Que honra maravilhosa participarmos desse evento!

3. O RENASCIMENTO: A terceira maneira do nascimento da vida no ser humano, eu acredito que é opcional, fruto de uma escolha pessoal. Uma escolha consciente por uma vida espiritual que ultrapassa a vida biológica e se estende à eternidade.

Mas não quero aqui levantar polêmica. Quero pausar nesse momento e tirar as sandálias dos pés, pois estou pisando em um terreno sagrado diante do Senhor Vida, eu sondo meu coração e descubro a minha identidade, a minha própria Vida que brota no recôndito da minha alma!

HISTÓRIA DE CARMEN

O meu contato com a senhora Dor e o senhor Morte resultou no duelo da morte do meu "Eu" falso (que queria ser Deus) e a vida verdadeira (que se rende e depende de Deus). Apesar de ter perdido meu pai muito nova, eu achava que esse fato não me causava nenhum trauma. Ao reviver esse momento da minha história, compreendi no processo de autoavaliação que inconscientemente estava magoada com Deus, e isso talvez influenciasse meu comportamento "espoletado", mal humorado, inquieto e às vezes rebelde e reativo. Eu racionalizava as dores mais profundas, achando que poderia resolver os problemas do mundo, estudando, trabalhando, sempre muito ocupada, no "piloto automático", sem olhar para dentro de mim... Admito que vivia na negação!

Sempre me senti atraída por Deus, mas, apesar de frequentar a Igreja dominicalmente, não conseguia ter a intimidade que meu coração ansiava. Por isso, na adolescência escrevia poesias que revelavam essa busca apaixonado pelo meu Criador. Falava de temas fortes como morte, dor e sofrimento, queria entender a raiz desse caos. Esses temas sempre me desafiaram.

Também gostava de assistir filmes que mostravam aparições surpreendentes da Divindade. O filme "Os Dez Mandamentos" muito me impactou na cena em que Moisés se depara com a sarça ardente, que não era consumida pelo fogo. Eu não entendia aquilo, a manifestação de Deus que falava através de uma planta. Mas queria ter uma experiência semelhante, ouvir Deus falar comigo.

Por diversas vezes comecei a ler a Bíblia e desistia... viajava nas histórias do Gênesis, a criação. Lia a vida de Abraão, que ofereceu seu filho em sacrifício, que é isso? Deus enlouqueceu? Pedir que Abraão matasse seu próprio filho? Depois compreendi que essa história era uma metáfora da verdadeira entrega: Deus entregando o seu filho Jesus por amor. Amor!!!!! Palavra revestida de atitudes.

Qual o significado de tudo isso para minha vida hoje?

Após ser muito impactada ao ouvir uma palestra sobre Fé, no final do ano de 1991, comecei a ler a Bíblia em todo meu tempo livre e tinha a sensação de que Jesus falava comigo, semelhante ao sentimento dos seus discípulos a caminho de Emaús: "perguntaram-se um ao outro: "Não estava queimando o nosso coração enquanto ele nos falava no caminho e nos expunha as Escrituras?"[43]

Em julho de 1992, entendi o significado do sacrifício de Jesus na Cruz por mim, e o aceitei como meu SENHOR e SALVADOR, houve uma grande mudança no meu coração e forma de ver a vida, queria experimentar na prática o que estava aprendendo: "Amarás, pois, ao Senhor teu Deus de todo o teu coração, de toda a tua alma, de todo o teu entendimento e de todas as tuas forças. E o segundo é este: Amarás ao teu próximo como a ti mesmo. Não há outro mandamento maior do que esses".[44]

Houve um momento marcante em 2013 quando eu comecei a participar da caminhada do Grupo de Passos do Celebrando Restauração e a meditar na Palavra de Deus, fazendo duas perguntas: O que Deus está me dizendo? O que vou fazer a respeito? Foi então que eu mergulhei numa espiritualidade mais profunda e madura, e entendi o que é entregar realmente minha vontade a Deus e ser obediente, pois isso seria sensato e coerente com minha fé. Aprendi a ouvir os "Nãos" de Deus e aceitar com serenidade, apesar de ainda ter momentos de lutas na mortificação do meu "Eu", falhava quando tentava ter controle sobre meu temperamento, pessoas e circunstâncias ao meu redor. Travei uma batalha interior em busca do aperfeiçoamento do meu caráter..."Porque tenho o desejo de fazer o que é bom, mas não consigo realizar. Pois o que faço não é o bem que desejo, mas o mal que não quero fazer, esse eu continuo fazendo".[45] *Mas, apesar de mim, acreditava e acredito que a vontade de Deus é "boa, agradável e perfeita".*

Percebi, então, que estava sendo restaurada no íntimo do meu ser, que experiência fantástica foi me perceber vivendo o texto que diz: "Pois eu estou certo, de que Deus, que começou a trabalhar na vida de vocês, vai continuá-lo até que ele esteja completo no dia de Cristo Jesus".[46]

---

[43] Lucas 24:32 NVI
[44] Marcos 12: 30-31. ARA
[45] Romanos 7:18-19
[46] Filipenses 1-6 NTLH

Aprendi a abrir mão do "pseudocontrole", reconhecendo que só Deus É SOBERANO e tem poder para controlar todas as coisas. Estou aprendendo a ouvir as pessoas com atenção, sem interrompê-las, aceitar o jeito de ser de cada um, respeitando as diferenças e convivendo em harmonia e amor, sem tentar mudar ninguém, pois só posso mudar a mim mesma, o que não é tão fácil assim. E é sensacional ter os olhos abertos para ver a transformação das pessoas através da sua busca por Deus, por uma espiritualidade envolvida com o cotidiano, restaurando as emoções adoecidas, sendo fortalecidas no espírito através do Espírito de Deus.

Viver a restauração é me olhar no espelho da alma e admitir minhas imperfeições, libertando o "Eu" verdadeiro e desmascarando o "Eu" impostor, saboreando a liberdade e alegria de ser aceita, apesar de...

Eu era uma bomba que explodia de ira, insatisfação e revolta. Hoje, eu explodo de contentamento, gratidão e amor.

Tenho alma de poeta! Eu não consigo ser indiferente à dor de quem que está na minha frente, empatia profunda que me abate. Sigo o exemplo de Jesus quando compreendo a dor do outro e busco no meu interior palavras que traduzem esses sentimentos, não porque tenho que fazer isso, mas porque admiro a sua forma de agir. Para mim Ele é o médico dos médicos.

A morte não vence a vida, a vida passa pela morte para depois retornar a verdadeira vida, a Vida Verdadeira religada com o Eterno, pois para isso eu fui criada. Dor e prazer, morte e vida, os dois lados da mesma moeda... Essa moeda sou eu, no meio desses extremos, inteira e partida! Encontros e desencontros... Perdas e ganhos! A vida é assim, um dia de cada vez, vou caminhando...

Relembro minha história como peças de quebra-cabeça (poemas), que formam uma bela imagem do coração que se encontra e desencontra, revelando a essência de quem eu sou hoje. Compartilho a montagem dessa imagem através dos flashes da minha história, outras histórias, vidas que se encontram, se misturam e deixam suas marcas ...uma caminhada que ainda não terminou.

Houve um tempo, há um tempo e sempre haverá um tempo, dentro da eternidade, de encontrar-se com o meu, com o dEle e com o seu coração.

Perguntas em busca de respostas

"Aquilo que nos recusamos a entregar não pode ser curado."
Brennam Manning

Ao começar a escrever sobre as minhas experiências com o senhor Morte e a senhora Dor, senti curiosidade de saber o que as pessoas sentem e pensam sobre esses dois assuntos. Aproveitando que sou médica, achei interessante perguntar como elas lidam com a prevenção de saúde e relacionamento médico-paciente, por isso elaborei esta enquete:

1. Como você lida com a Dor? Ou doença grave? Ou a morte de pessoa querida?
2. Você tem medo de morrer? O que significava a morte para você?
3. Qual a diferença da dor no corpo ou na alma? Você já passou por uma dor muito intensa, física e/ou emocional, como tratou? Qual a relação entre elas?
4. Você acredita em um Deus pessoal? Qual sua visão de Deus no momento de DOR e/ou proximidade com a MORTE?
5. Você gostaria de me ajudar a entender o valor da relação médico-paciente?
6. Você tem medo de ir ao médico? Por quê? E faz prevenção regular? Em quais áreas? Se não faz, por quê?

Fui enviando para várias pessoas, pacientes, colegas, amigos, familiares e o resultado foi surpreendente: obtive 74 respostas, sendo 15 de pessoas do sexo masculino e 59 do sexo feminino. A idade variou de 20 a 70 anos. E as profissões foram as mais diversificadas: médicos, psicólogos, advogados, professores, do lar, educador físico, funcionários públicos, estudantes, administradores, entre outros. Ao final do livro cito o nome de todos que participaram da enquete.

Com o resultado da enquete em mãos, construí o Relato Sentido a partir do cruzamento das respostas obtidas. A todos que colaboraram respondendo a enquete que enviei, o meu muito obrigada. Certamente as respostas de vocês muito enriqueceram o meu conhecimento e compreensão dos sentimentos e emoções do enfrentamento nos momentos que a dor e a morte são realidades tão fortes e inevitáveis. Espero que você, leitor, se identifique e que você que participou perceba sua fala nas linhas e entrelinhas do relato sentido.

Relato sentido: Dor, morte e perdas

Às vezes me pergunto como será o dia em que eu venha a perder alguém muito querido da minha família. Confesso, nunca passei por isso, mas pensar nesta possibilidade me leva a avaliar a minha reação diante da morte, seja quando ela chega para os outros ou para mim.

Se já estive bem perto da morte? Sim. Posso dizer que passei pelo seu vale assombroso e confesso que tive muito medo dela, mas será que deveria? Afinal, sua chegada é inevitável para todos nós. É a grande certeza que temos nessa vida. Precisamos realmente absorver essa realidade. Considerar a sua proximidade sem neuras.

Talvez ela pudesse ser até mesmo o alívio para uma vida de tanto desgaste e cansaço. Na verdade, não penso em envelhecer, não sinto segurança para enfrentar a velhice, talvez por isso alguns momentos visualizar a morte se torna mais fácil. A aceitação daquilo que não posso mudar me poupa o gasto de energia psíquica e emocional, assim posso enfrentar um dia de cada vez com seus desafios.

Mas deixe-me ser o mais honesta possível. Embora considere que morrer é uma passagem, perceber a morte de forma tão natural quanto a própria vida, isso não anula a dor que sentimos quando ouvimos seus passos pelo corredor do hospital, acompanhando um tão temido ou assustador diagnóstico.

Nessas horas, pensamentos diversos me chegam à mente: "Vou me encontrar com Deus?"; "Para onde será que vou quando partir daqui?"; "Tenho medo de morrer antes de realizar os meus sonhos". Creio que nesse momento preciso de algo mais onde me sustentar, me conectar, ter fé.

Ouço coisas tipo "Tem que se prevenir", "Com qual frequência você tem feito seus exames?". A verdade é que invadida num misto de medo e fuga, alegando falta de tempo em ir ao médico, muitas vezes é necessário que os sintomas gritem. Praticamente me chamem pelo nome.

Medo de quê? Temo ser diagnosticado com uma doença grave, sem cura. Mesmo que tenha cura, temo que a cura venha acompanhada de um tratamento cheio de dores, sofrimento e limitações. Ao receber aquele envelope nas mãos, leio o laudo, meu sangue gela. Vou passar o que resta da minha vida sentindo dor e medo? Que lástima!

Não quero sentir dor, mas sei que ela é o grito da alma. Quando ela age no físico, me tira do estado normal, mexe com meu psicológico, muda o meu humor, não tenho mais vontade de fazer nada e reconheço que é consolador saber que existe remédio para ela. Ela, na maioria dos casos, pode ser palpável, concreta, fácil de visualizar. Que bom!

Mas a dor da alma é ainda mais cruel, mais dolorosa, prolongada e de diagnóstico muito mais difícil, pois depende de fatores tão variáveis quanto as próprias facetas da personalidade humana. Às vezes fruto de um arrependimento ou de uma grande decepção, este tipo de sofrimento expõe um vazio indescritível do que a provoca, e assim, conseguimos apenas senti-la, de tão pessoal e íntima, torna-se inexplicável.

O que faço com as dores da alma? Tento tratar o sofrimento na minha mente, dizendo para mim mesma que tudo tem solução. Por outro lado, descubro que não há anestésico para a dor da alma e decido seguir adiante a despeito dela, pois ao final das contas, a dor da alma me tira da zona de conforto. E isso tem nome: Cura!

Participantes da enquete onde foi escrito o Relato Sentido

Adriana Fontenelle – Médica
Ana Christina Brasil – Aposentada (in– memória)
Ana L. Rios – Psicóloga e trabalha no departamento de RH
Adelly Braz – Advogada
Andreia Rodovalho Borges – Ciência da computação
Alessandra F. Maia – Estudante de Enfermagem
Aluísio Vieira Carneiro – Professor
Amanda Lua Saraiva – Educadora Física
Ana Carmem Marques – Arteterapeuta
Ana Paula Lemos – Atualmente do lar
Ana Lúcia de M. Queiroz – Do lar
Beth F. de Oliveira – Funcionária Pública do Estado
Carlos M. Serra – Engenheiro Civil
Dasdores Barbosa – Aposentada
Débora Rios – Engenheira Civil
Elysio Serra – Aposentado
Eneida F. Koury – Mestre Física e Química e Bancária
Esley S. Siqueira de Macêdo – Técnico Administrativo
Fábio Cavalcante Freire – Administrador
Fatima Guerreiro Freire – Fisioterapeuta
Fátima Moreno – Educadora física
Fernanda P. Andrade – Administradora
Fernando Luiz. L. Saraiva – Arquiteto e Bancário
Glaucia Mendonça – Professora e estudante de Psicologia
Geanne Catunda de C. Barreto – Advogada
Girvanho Furtado de Queiroz – Representante de laboratório
Grayce Kelly – Musicista e professora
Heloiza Cruz – Do Lar e atleta de corrida de rua
Isac Maia Neto – Analista de sistema
Jamile Baltar – Administradora e Psicanalista
Jean C. Maia – Analista de sistema
Jéssica Coelho – Administradora
Joelma Torres Jordão – Arteterapeuta
Josy da Silva Bezerra – Recepcionista
Júlio César Maia – Empresário
Leandro Busgaib – Bancário
Leovanni Campos – Fisioterapeuta

Lucélia Maia – Educadora física
Luciana F. Costa Gomes– Psicóloga
Lucinei Aquino Gomes – Gerente de vendas
Ludmila Maria de A. Campos – Professora
Marcio Jacobé – Engenheiro Civil
Marcisa Maura C. de Oliveira – Autônoma
Marjorie Guerreiro Alves – Psicóloga
Maria de Fátima A. P. Bandeira – Bancária
Maria do Socorro F. Maia – Enfermeira
Maria Katia da Silva – Estudante de Psicologia e recepcionista
Mirlany A. Motta – Representante de laboratório
Nilda Oliveira Ribeiro – Aposentada
Nilza dos Santos Ramos (Rosa) – Professora
Odetisa de Alencar Barroso – Representante comercial
Paula de Paula Figueiredo – Advogada
Rafaelle S. Maia – Analista de sistema
Raquel L. Nobre – Representante de laboratório
Rejane Viana – Administradora
Renata Mota – Consultora em Gestão
Ricardo Luiz Lima Saraiva – Bancário
Rosângela Sena Sousa – Formada em Turismo
Rosangela Melo Farias – Artista plástica
Salustia Borges Damasceno – Empresária
Sandra Ribeiro – Fisioterapeuta
Sheyla A. Ávila Mota – Pedagoga
Socorro Maria C. de Almeida – Empresária
Socorro Bandeira – Médica Cardiologista
Sonia Queiroz – Do lar
Sonia Regia M. Barreto – Nutricionista
Susana Patrícia L. de Figueiredo – Fotógrafa
Tibúrcio Tavares – Engenheiro Civil
Valdelita Gadelha – Aposentada
Valter G. Pereira – Advogado
Vera Lúcia Rocha – Empresária
Verônica Ramos – Aposentada
Vládia Monteiro Ribeiro – Recepcionista
Yara Paiva da Silva – Recepcionista

Bibliografia

AIDS. Primeiros casos. <<aids.gov.br> Acesso em 12/5/17.

ARAÚJO, João. Feto e Aborto - Que diz a ciência? Disponível em <portal-dafamília.org.br > – Acesso em 10 set 2017.

BÍBLIA SAGRADA citada em várias traduções:

NTLH – Nova Tradução na Linguagem de Hoje, 2000, Editora: Sociedade Bíblica do Brasil;

NVI – Nova Versão Internacional, 2011, Editora: Sociedade Bíblica Internacional;

ARA – traduzida por ALMEIDA, João Ferreira, Edição Revista e Atualizada, 1993, Editora: Sociedade Bíblica do Brasil;

ARC – ALMEIDA, João Ferreira, Edição Revista e Corrigida, 1995, Editora: Sociedade Bíblica do Brasil.

BOTELHO, J. F. Em que momento o feto vira ser humano? Disponível em super.abril.com.br. 1 dez 2016, 13h52 – Publicado em 6 abr 2012, (Revista Superinteressante).

GOFFMAN, Erving. Estigma: Notas sobre a Manipulação da Identidade Deteriorada, Rio de Janeiro, Editora LTC, 1988.

HARRISON – Medicina Interna, 18a. Edição. Brasil. AMGH Editora Ltda. 2013.

Dr. HEMFELT, Robert, Dr. FRANK, Dr. MINIRTH e Dr. MEIER, Paul-Love is Choice– traduzido por LAPLAN, C. H. para AMOR É UMA ESCOLHA. USA. 1989.

KAPLAN E SADOCK – Compêndio de Psiquiatria– 9a Edição. AGE– Assessoria Gráfica e Editorislamita Ltda. Brasil; 2003.

LUDOVICO, lsabelle – O Resgate do Feminino. Editora Mundo Cristão. São Paulo – SP. 2010.

MELEIROS, A. M. A.S. Suicídio entre Médicos e Estudantes de Medicina | Triste Realidade. Disponível em: http://genmedicina.com.br/2017/05/29/ Acesso em: 28/08/2017.

PASCOALT, Gilberto e colaboradores. Abuso físico: o perfil do agressor e da criança vitimizada. (0021-7557/01/77-01/35 Jornal de Pediatria – Copyright © 2001 by Sociedade Brasileira de Pediatria) Acesso em 30/05/2017.

PROJETO RAQUEL. Núcleo São Paulo: 2014. Disponível em (http://m.projetoraquelsp.webnode.com/sobre-nos/) Acesso em jan/2018.

SIEGEL,B. S. – Amor, Medicina e Milagres. 28a. Edição – Rio de Janeiro – RJ. Best Seller. 2005.

ZUSAK, Markus – A menina que roubava livros. Edição brasileira traduzida por Vera Ribeiro. Intrínseca. 2007. Acesso ao filme com o mesmo título.

Apresentação de atividades profissionais da autora

CARMEN SARAIVA

- Formação acadêmica em Medicina pela Universidade Federal do Ceará, 1984.
- Especialização em Cardiologia.
- Trabalhou como plantonista na UTI do Hospital Geral Dr. César Cals (HGCC) e na Emergência do Hospital Distrital Edmilson Barros de Oliveira (Frotinha de Messejana) por 30 anos.
- Exerce atualmente a profissão como Cardiologista e Clínica Geral, em consulta eletiva na área privada (consultório).
- Trabalha ainda como voluntária do ministério Celebrando Restauração, na Igreja Batista Central de Fortaleza (IBC).
- Coautora do livro "Somos mais que seis".

OUTRAS ATIVIDADES

- Sessão de autógrafos;
- Palestrante;
- Facilitadora de Grupos.

CONTATOS

e-mail: carmenrsmaia@gmail.com
facebook: Carmen Regina Saraiva Maia
Instagram:@carmenrsaraiva

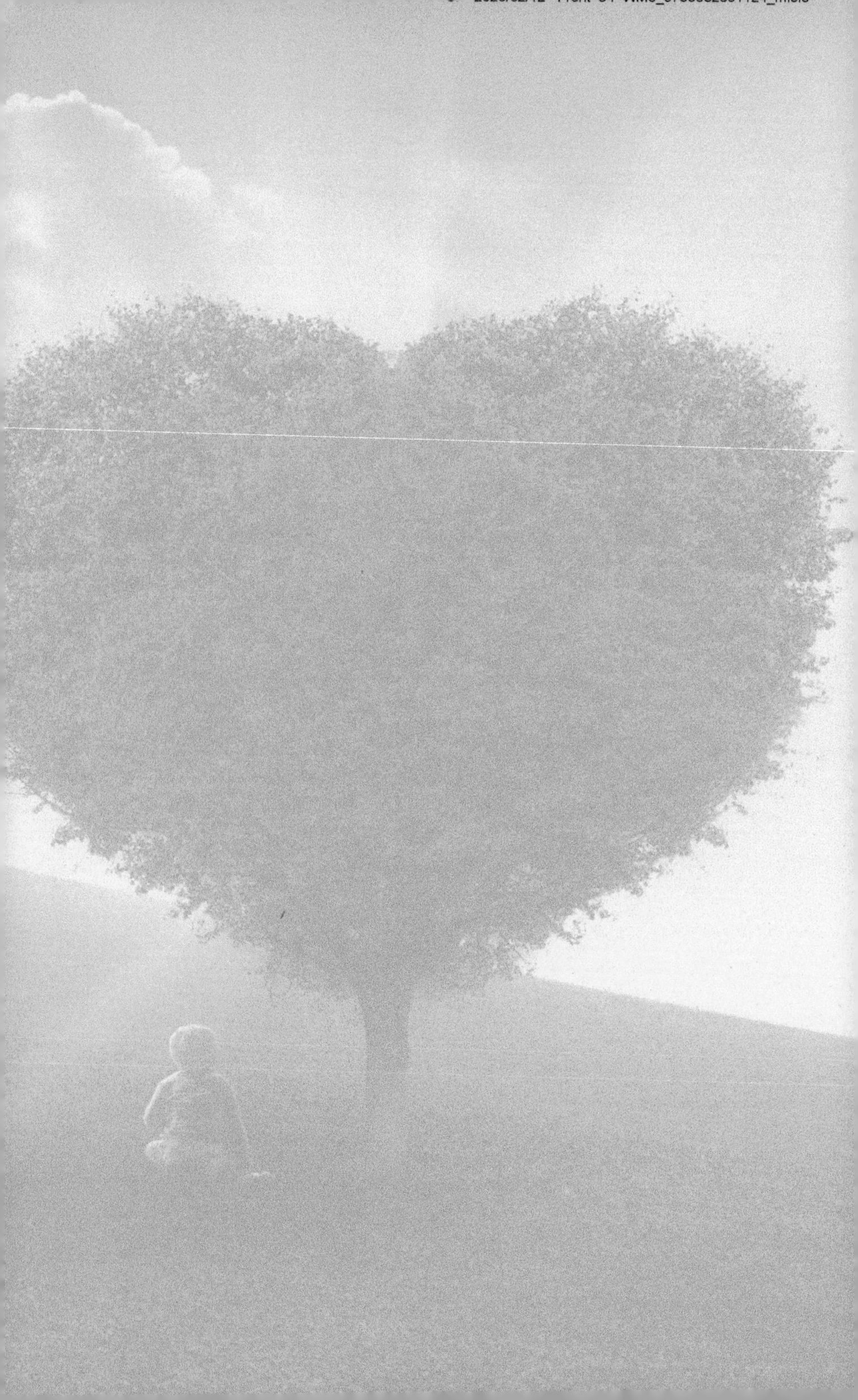

Vermelho Marinho